JN116229

もっと
よくなるはず！

新生児蘇生 5つの提案

公益財団法人田附興風会医学研究所
北野病院小児科　水本　洋　著

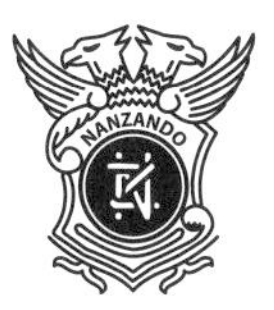

南山堂

はじめに

2020年10月，5年ぶりに新生児蘇生ガイドラインが改訂されました．2010年や2015年の改訂のときにはいくつか大きな変更点がありましたが，今回はどうでしょうか．

1. 出生前ステップとしてブリーフィング（情報共有・役割分担）の表記が追加された．
2. 胸骨圧迫時の酸素投与を忘れがちなので，表記が追加された．
3. 薬物投与の中でもアドレナリンが優先されるため，独立ステップとして表記された．
4. 安定化の流れに入る条件について，努力呼吸とチアノーゼを「共に認める場合」ではなく，「どちらかを認める場合」に変更された．一方で，CPAPや酸素投与による介入開始の条件としては「SpO_2モニターを装着し必要時」と明記された．
5. 肉眼的なチアノーゼの評価よりもSpO_2モニターの値で酸素化不良を評価するべく，表記が追加された．
6. CPAPまたは酸素投与を開始した後の行動として，努力呼吸やチアノーゼに「改善傾向なし」の場合，従来は人工呼吸開始とされていたが，「原因検索を行いながら対応を検討」に変更された．
7. 努力呼吸やチアノーゼが続く場合の対応について，具体的な表記が追加された．

1～3は救命の流れにおいて推奨される行動がアルゴリズムにも反映されました．4～7は安定化の流れにおける行動ですが，「チアノーゼのみ，努力呼吸のみの場合でも安心してはいけません」など，若干の変更がありました．ただ，「遅延なき有効な人工呼吸が最重要」という基本的なコンセプトは同じです．

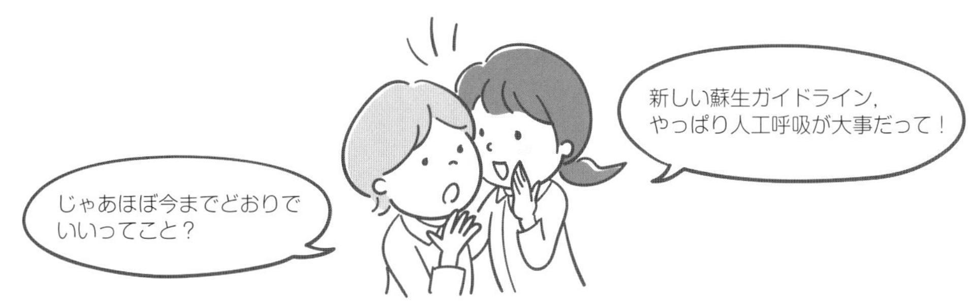
新しい蘇生ガイドライン，
やっぱり人工呼吸が大事だって！
じゃあほぼ今までどおりで
いいってこと？

もう一度，今の蘇生を見直してみませんか？
まだまだ改善できる余地はあると思っています．

その新生児蘇生に何が足りないのか？

次のシナリオをご覧ください.

妊娠40週，赤ちゃんの推定体重は3,000 g．胎児遷延性徐脈のため緊急帝王切開となりました．最初は看護師1名が蘇生を担当し，のちに医師が駆け付けました.

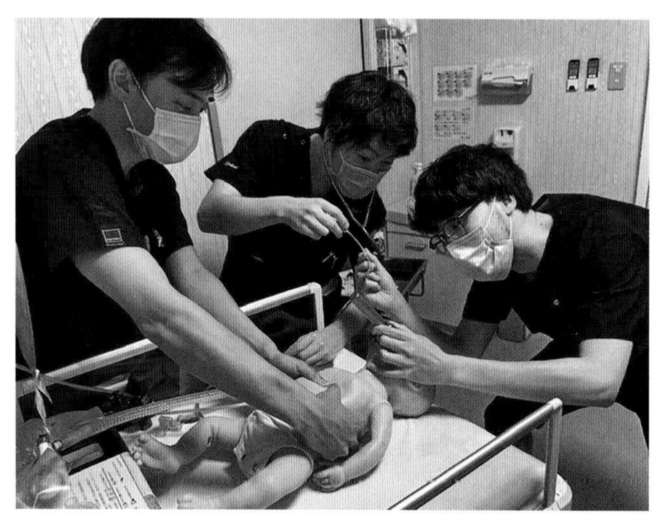

0：00　女児が出生．筋緊張は低下し，呼吸もしていません.

0：30　口と鼻を吸引しても，羊水を拭き取って背中を刺激しても・・・赤ちゃんは無反応です.

1：00　何回か人工呼吸をしてみましたが，反応せず，赤ちゃんは真っ黒でぐったりしたままです.
(私には無理だわ！)「先生！ 早く赤ちゃんのほうに来てください！」
右手にSpO_2モニターを装着してみましたが・・・数値は表示されません.

1：30　医師が到着しました.「胸骨圧迫を開始して！ もう挿管しよう！」.

3：00　3回目の気管挿管がようやく成功したようです．看護師は必死に胸骨圧迫を続けました．心拍は聴診できず，SpO_2モニターも表示していません.

3：30　「次は・・・次はアドレナリンを気管内に投与！

懸命の蘇生は続きました.
この新生児に対する蘇生は有効といえるでしょうか.
皆さんの施設で明日このような場面に遭遇したら，どんなふうに対応されるでしょうか.

成人や小児の蘇生と，出生直後の新生児の蘇生を比べると，決定的に違う点があります．それは「直前までお母さんのお腹の中にいた」ということです．水浸しの肺を空気で置き換えて肺呼吸が開始されない限り，子宮外環境で生きてゆくことはできません．これは水中生活から陸上生活に進化するほど，とてつもなく大きな変化です．

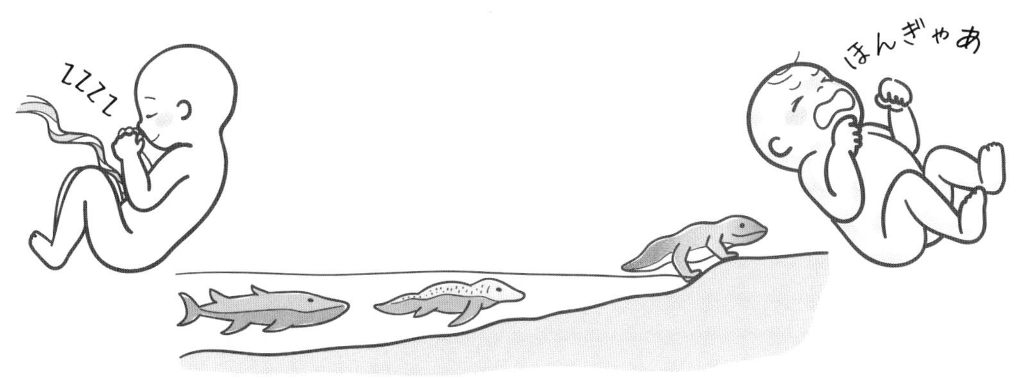

シナリオの医師のように「少しでも早く脳に血液を届けなければ，後遺症が心配だ」と考えることはわかります．それでも水浸しの肺のまま胸骨圧迫や薬物投与をすることは，水中で蘇生をしているのと同じことです．陸に上げなければ絶対に助かりません．

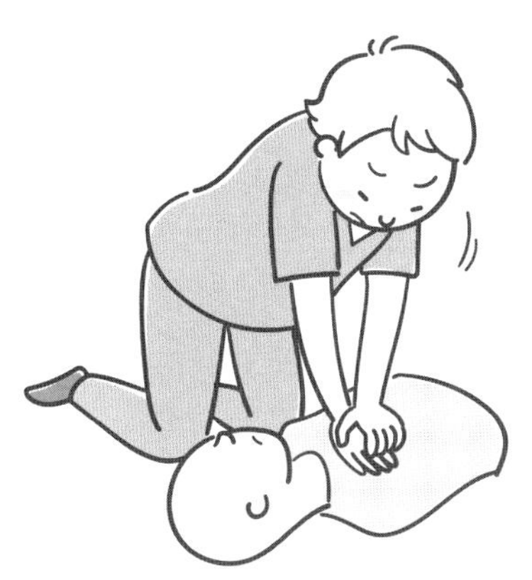

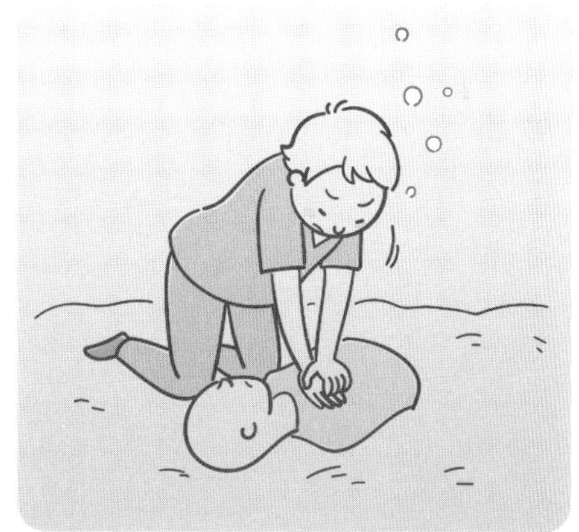

「新生児蘇生では人工呼吸が最も重要である」．この言葉の意味を深く掘り下げてみましょう．人工呼吸は開始するだけではなく，成功させなければ意味がありません．そして実際の赤ちゃんに対する人工呼吸は，人形で練習するほど簡単とは限りません．

緊迫した場面で行う人工呼吸が成功していることを，どうやって確認していますか？ 胸の上がり？ でも出生直後の人工呼吸において，胸の上がりはわかりにくいです．

人工呼吸が成功していなければ，どうやって成功させますか？ 気管挿管？ 気管挿管は最も確実な気道確保の手段ですが，常に食道挿管や片肺挿管のリスクと隣り合わせです．気管挿管が確実に成功するならば誰も悩みません．そんな成功するかどうかわからない気管挿管を，何度も何度も試みて，何十秒も貴重な時間が過ぎてしまう…．本当にそれしか方法はないのでしょうか？

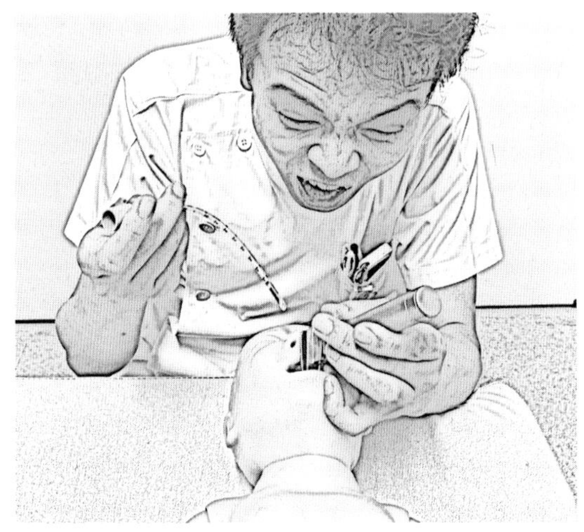

著者は本書を通じて「3つの器具」の素晴らしさを伝えたいと思います．お産を扱うすべての施設にこれらの器具が普及し，本書を読んでいただいた皆さん一人ひとりの意識が変わり，定期的にシミュレーション実習が開催されるようになれば…，私たちの新生児蘇生はもっとよくなるはずだと信じています．

本書の編集・校正にあたって，たくさんの助言をくださった南山堂の高見沢恵さんに感謝申し上げます．高見沢さんとは2014年夏に開催された学会でお声がけをいただいて以来のお付き合いです．表現することの愉しみと貴重な情報発信の機会をいただきありがとうございます．

2021年6月

水本　洋

CONTENTS

提案その5

今日，蘇生してから帰らない？ インストラクターがいなくても，いつでもシュミレーション実習はできるんです

Column

読者のみなさまへ

本文の内容をもっとよく理解できるよう，解説動画を特典としてお届けします．
本文とあわせてご活用ください．

♪視聴方法

❶ 下記URLより「解説動画はこちら」をクリックします．
http://www.nanzando.com/books/23591.php

❷ 利用規約にご同意のうえ，チェックボックスに☑を入れ，下記IDとパスワードを入力します．

ID **S_sosei**　　パスワード **shinseiji2021**

❸ 動画リストが表示されますので，視聴したい動画を選んでクリックします．

❹ 動画はストリーミングでご覧いただけますが，視聴の際に必要なインターネット接続の通信料は視聴者の負担となります．WiFiなどの高速通信サービスのご利用をお勧めします．

▶動画リスト

- **もっとよくなるはず！ 新生児蘇生５つの提案**
- **提案その❶　出生直後だからこそ“蘇生”と“支援”２つの要素を考えましょう**
- **提案その❷　蘇生人形と実際の赤ちゃんの違い**
- **提案その❸　あなたの人工呼吸を成功に導く２人の名コーチ**
- **提案その❹　奥義秘伝　あなたの人工呼吸を成功させましょう**
- **提案その❺　チームで蘇生するための日々の備え**

私たちの新生児蘇生は，もっとよくなるはず 5つの提案

提案その 1

出生直後だからこそ，“蘇生”と“支援”の２つの要素が重要です

提案その 2

人形で成功しても，実際の赤ちゃんで成功しない理由を考えてみましょう

提案その 3

あなたの人工呼吸を成功に導く２人の名コーチは側にいますよ

提案その 4

奥義秘伝「1，2，ラリマ」ラリンゲアルマスクをすべての施設に常備してほしい！

提案その 5

今日，蘇生してから帰らない？
インストラクターがいなくても，いつでもシミュレーション実習はできるんです

成人や小児の蘇生と，出生直後の新生児の蘇生は何が違うのか？ 子宮外環境への適応を支援する必要があることを理解してこそ，はじめて「人工呼吸が最も重要である」ということの意味がわかります．具体的なシナリオを示して解説します．

私たちはその人工呼吸を，蘇生人形を使って練習します．でも蘇生人形と出生直後の赤ちゃんには2つの大きな違いがあることをご存知ですか？

勇気を出して人工呼吸を開始しても，それが成功していなければ開始していないのと同じです．人工呼吸の成功をどうやって確認していますか？ あなたの人工呼吸が成功しているかどうかを，的確に判断してくれるコーチがいてくれたら心強いと思いませんか？

でも実際に手技をするのはコーチではありません．人工呼吸が成功しない場合，成功率が飛躍的に上昇する方法があります．合言葉を覚えてください．

理論はわかっていても実際に適切に行動できるとは限りません．日々の備えが重要ですが，気軽に反復できる「台本実習」を提案したいと思います．

それでは次頁から具体的に解説します．

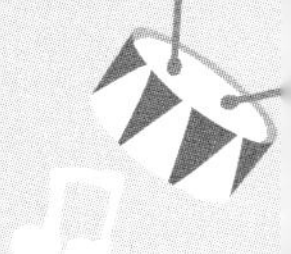

出生直後だからこそ，“蘇生”と“支援”の２つの要素が重要です

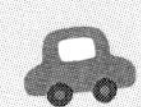

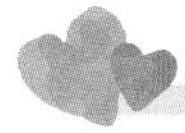

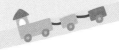

出生が特別なタイミングである理由

出生は，人の一生で最も危険な瞬間である…その理由は２つあります．

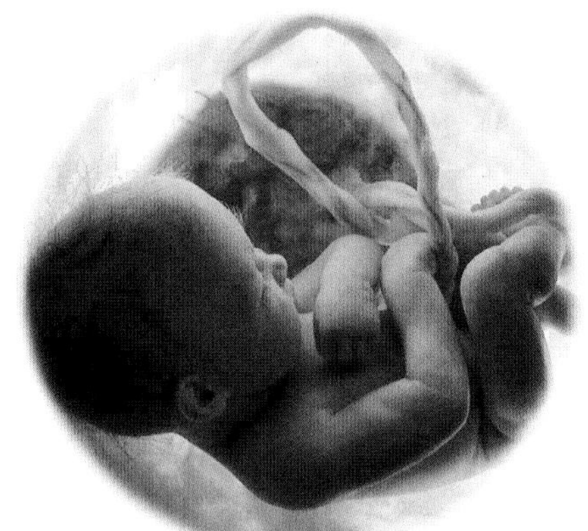
胎児は酸素供給を100%依存．
自力ではどうしようもない．

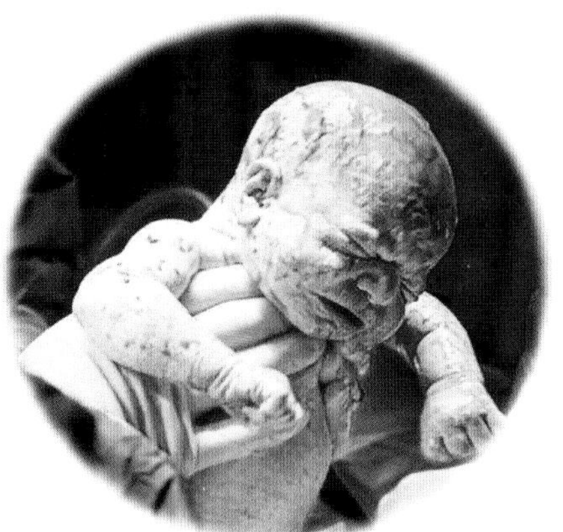
胎盤循環からの完全卒業は，
時として過酷な試練となる．

１つは，胎児が酸素の供給を100%お母さんに依存していることです．出生前に胎盤早期剥離や臍帯圧迫などのトラブルによって突然その供給が極端に少なくなってしまうと，なす術もなく低酸素症に陥ります．自力ではどうしようもないのです．

「赤ちゃんの心音が落ちている！ 緊急帝王切開！」

テレビドラマでもよく見かける光景ですね．胎児心音低下の原因には，頭部圧迫による一時的なものもありますが，お腹の中で赤ちゃんが低酸素症に陥っている可能性があります．そして重症低酸素症を否定できない場合，急速遂娩の適応と判断されることがあります．

低酸素症が進行すると，胎児に呼吸様運動が出現した後にそれは止まってしまいます．この状態は一次性無呼吸と呼ばれ，心拍数が低下します．さらに低酸素症が進行すると不規則なあえぎ呼吸を示した後に，再び呼吸様運動は止まってしまいます．この状態は二次性無呼吸と呼ばれ，高度な徐脈とともに臓器に届く血流も低下し，著明なアシドーシスを認めるようになります．そしてそこから低酸素症が悪化すれば心機能がどんどん低下し，最終的に心停止の状態になります．

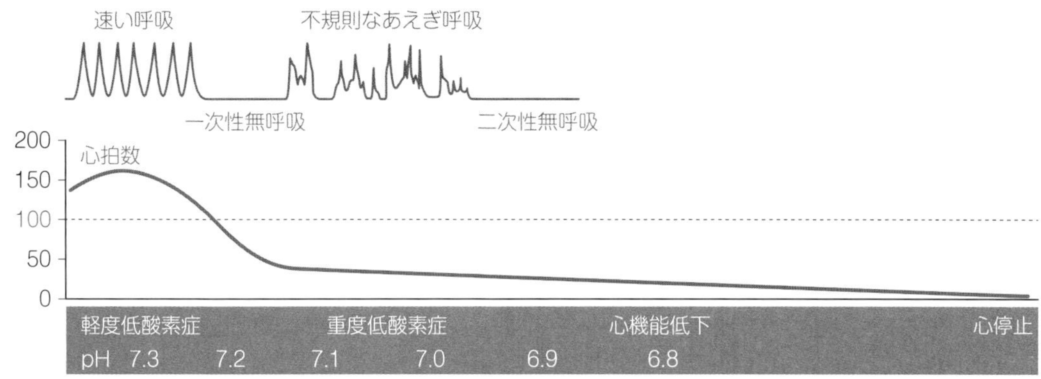

子宮内で低酸素症が進行するほど，出生後に回復するために必要な蘇生は高度になります．軽度低酸素症による一次性無呼吸の状態であれば，初期処置の刺激だけで赤ちゃんは呼吸を開始できる可能性が高いです．しかし低酸素症が重度となり，二次性無呼吸にまで至った場合は，しばらく人工呼吸が必要になります．さらに心機能が低下し，高度徐脈・低血圧にまで至っている場合，酸素を使用した人工呼吸に加えて胸骨圧迫が必要になるでしょう．そしてほとんど心停止に近い状態にまで陥っている場合は，薬物投与まで行っても救命できないかもしれません．

低酸素の重症度と，回復に必要な“蘇生”処置

	軽度低酸素症 一次性無呼吸	重度低酸素症 二次性無呼吸	心機能低下 高度徐脈・低血圧	最重症 心停止
A ルーチンケア	B 初期処置	C 人工呼吸	D 酸素＋人工呼吸 胸骨圧迫	E 左に加えて 薬物投与

Column

低酸素症と低酸素血症

「子宮内で赤ちゃんは皆，低酸素血症じゃないんですか？」と聞かれることがあります．確かにそうです．生まれる前の動脈血酸素分圧は正常でも30～40 mmHgと低く，出生後に60～80 mmHgまで急上昇します．低酸素血症hypoxemiaとは動脈血酸素分圧が低いことを，低酸素症hypoxiaは組織が必要とする酸素に供給が足りていない病的な状況を指します．本書で何度も使用する“低酸素症”は，子宮内であっても出生後であっても異常であり病的な状況を指しています．

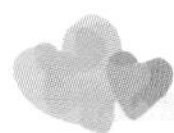

人工呼吸開始を待ってはいけない理由

著者は「生まれた瞬間から，胎盤完全剥離」と表現しています．子宮内で胎盤からの酸素供給が減ると赤ちゃんは低酸素症になりますが，生まれて臍帯が結紮されたその瞬間からは，そのわずかな酸素供給すらゼロになり，低酸素症は加速度的に進行するということです．

生まれた直後，筋緊張が低下して呼吸をしていない赤ちゃんの様子を想像してください．初期処置をしている間も，私たちの人工呼吸が成功せずに十分な換気が得られていない間も，赤ちゃんの体内では低酸素症が恐ろしい速さで進行しています．

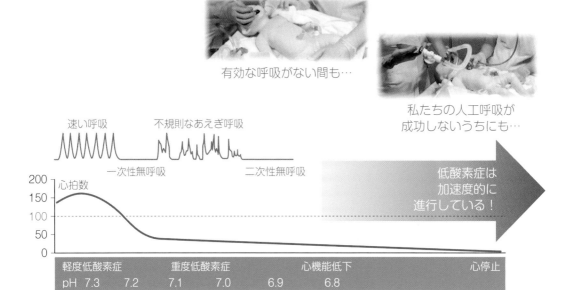

生まれた瞬間から，“胎盤完全剥離”

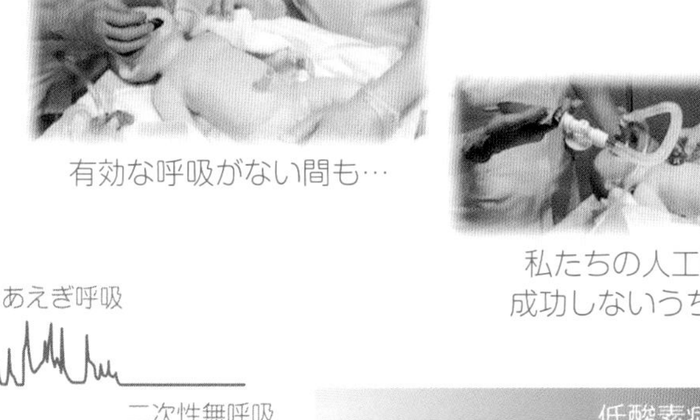

出生直後の赤ちゃんが呼吸をしていない！…この時点では一次性無呼吸か二次性無呼吸かわかりません．しかし口鼻の吸引をしたり，羊水を拭き取ったり，背中を擦ったりという初期処置に対しても呼吸を開始できない赤ちゃんはきっと二次性無呼吸です．決して「胎児心音が落ちても，生まれてしまえば万事解決」ではなく，呼吸を開始する見込みの低い赤ちゃんに対しては，1秒でも早く人工呼吸を「開始」するべきです．そして重要なことは，人工呼吸を開始してもそれが本当に有効な手技でなければ，低酸素症は進行してしまうということです．1秒でも早く人工呼吸を「成功」させなければ意味がありません．

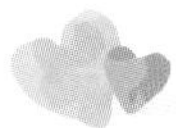

出生直後だからこそ必要な“支援”

“出生は，人の一生で最も危険な瞬間である”もう１つの理由．赤ちゃんは出生と同時に胎盤循環から完全に卒業します．肺水を空気で置換し，出生前にはほとんどなかった肺血流が劇的に増え，絶え間なく呼吸を継続すること，これらの条件をクリアして初めて子宮外での生活が始まります．ところがこの子宮外環境への適応が，時として過酷な試練になるのです．

出生直後の立会いには，“蘇生”よりも重要な“支援”の要素があります．赤ちゃんがすぐに泣いて，「よかった，ひと安心」と思っていたら，呼吸困難から無呼吸・徐脈になってしまって“蘇生”が必要になった経験はありませんか？ 生まれる直前まで子宮内で元気でいることと，子宮外環境にスムーズに適応できることは別の話と考えてください．

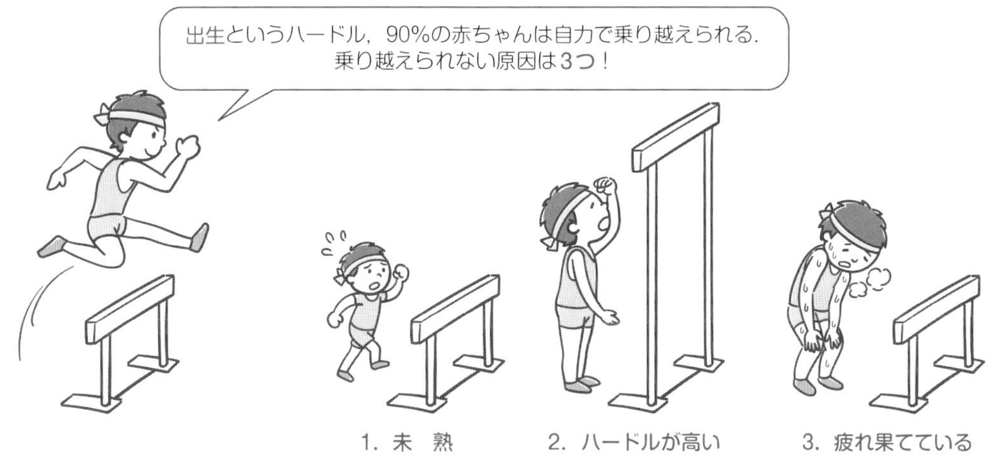
出生というハードル，90%の赤ちゃんは自力で乗り越えられる．
乗り越えられない原因は3つ！
1．未　熟
2．ハードルが高い
3．疲れ果てている

ただでさえ困難な子宮外環境への適応を妨げる原因は３つに分類できます．

1．未　熟

早産・低出生体重の赤ちゃんの気道は細く，呼吸中枢からの刺激が弱く，呼吸に必要な肺組織も筋肉も未発達です．そんな赤ちゃんにとって自力で肺水を除去することは難しく，肺胞を開いた状態で維持することは困難かもしれません．早産児はルーチンケアではなく初期処置に進む理由は，正期産児よりも“支援”が必要になる可能性が高いからです．

2．ハードルが高い

赤ちゃんが気道や肺の先天奇形を合併している場合や出生前に胎便で混濁した羊水を大量に吸引してしまっている場合など，その重症度によってはハードルが恐ろしく高くなることがあり，赤ちゃんの自力だけで肺呼吸に移行することは困難かもしれません．

3．疲れ果てている

出生前に低酸素症や感染，分娩遷延によって赤ちゃんが消耗していれば，大きな試練を自力では乗り越えられない可能性が高くなります．未熟さと先天異常は妊娠中にある程度予測可能ですが，大きな消耗は出生直前までわかりません．

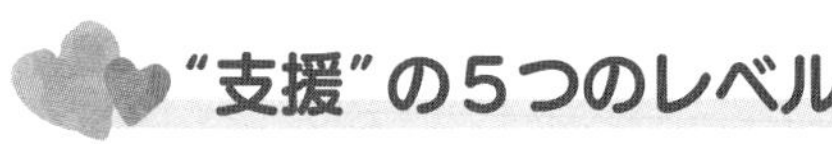

“支援”の５つのレベル

適応が困難な赤ちゃんに対して必要な処置は“蘇生”ではなく“支援”です．自力での適応が困難なほど，移行に必要な“支援”も高度になります．

支援レベル1 初期処置

初期処置は“支援”と“蘇生”の両方に共通する行動です．羊水を拭き取り，体位を整え，呼吸を促す刺激をして，必要であれば口鼻を吸引します．これら一連の処置によって気道を開通させ，呼吸を促すことによって子宮外環境への適応を“支援”することができます．同時に“蘇生”の必要性，つまり二次性無呼吸以上の低酸素症に陥っているかどうかを判断することができます．

支援レベル2 CPAP・酸素投与

適切に実施すればCPAPによって気道開通を維持し，肺胞を開いた状態に保ちやすくなります．また酸素を投与することによって肺血流を増加させ，低酸素血症を改善させることができます．ただし，CPAPはあくまでも十分な自発呼吸がある赤ちゃんに対する“支援”であって，“蘇生”ではありません．実際の処置が人工呼吸に似ているので混同しがちですが，呼吸をしていない赤ちゃんに対してCPAPによる“支援”は無効です．

CPAPと人工呼吸は似て非なるもの

	適応となる状態	加圧条件	流量膨張式バッグ	Tピース
CPAP 支援	十分な自発呼吸 かつ 心拍数≧100/分 かつ 努力呼吸 (＋酸素化不良)	吸気・呼気とも 5〜6 cmH_2O		
人工呼吸 支援・蘇生	無呼吸・あえぎ呼吸 または 心拍数<100/分 または 努力呼吸がCPAPで改善しない	20〜30 cmH_2O の吸気圧で開始． 有効性をみて調整 5〜6 cmH_2O 程度の 呼気終末圧も有効		

そして，CPAPや酸素投与による“支援”は出生後の短時間で完結するとは限りません．“呼吸障害に対してCPAPを続けていたら急に状態が悪化し，搬送後に緊張性気胸を合併していたことがわかった”，“酸素化不良があり高濃度酸素投与を続けていたら急に状態が悪化し，搬送後に先天性心疾患と診断された”…そんな状況の可能性だってあります．努力呼吸と酸素化不良の両方が続く場合は特に要注意で，“支援”を開始しながら，状態が改善しなければ，しっかりと原因検索と治療ができる施設に早めに相談するようにしましょう．

支援レベル3 人工呼吸

人工呼吸も“支援”と“蘇生”に共通する行動ですが，2つの人工呼吸は少し意味が違います．簡単に言うと，“支援”の人工呼吸は「水浸しの肺が空気で置換され，呼吸できるようになる」までを，“蘇生”の人工呼吸は「呼吸をしていない赤ちゃんに対して，十分な換気を続ける」ことを目的としています．“蘇生”の人工呼吸を必要とする赤ちゃんは，必ずその前に“支援”の人工呼吸が必要になります．後でたっぷりと解説します．

支援レベル4 気管挿管・ラリンゲアルマスク

人工呼吸が成功しない原因の多くは気道が確保できないことです（提案その4参照）．気管挿管が成功すれば確実に気道が確保され，肺水を空気で置換し，安定した換気が得られる確率が上がります．そして気管挿管の代わりにラリンゲアルマスクを使う方法があります．このことについても後でたっぷりと解説します．

支援レベル5 特殊対応

早産児に対してサーファクタントを投与したり，先天性横隔膜ヘルニアと診断されている赤ちゃんに最初から気管挿管をしたり，個々の特殊な状況に応じた対応です．子宮外環境において肺呼吸が確立するためには，高い高いハードルを乗り越えなければいけません．出生前に診断されていればNICUのある病院に母体搬送され，物品や人員が十分に準備された環境で出生直後から高度な“支援”を受けることになります．これは高度な処置ではありますがあくまでも“支援”であって，“蘇生”ではありません．

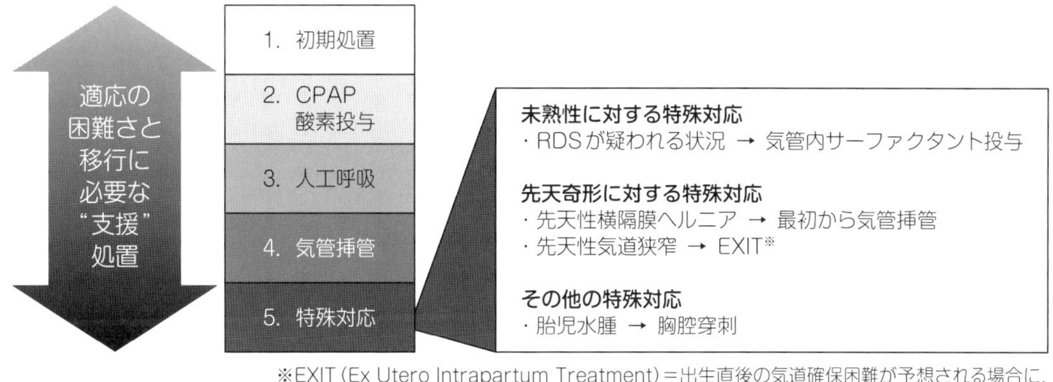

※EXIT（Ex Utero Intrapartum Treatment）＝出生直後の気道確保困難が予想される場合に，児娩出に際し胎児胎盤循環を維持しながら児の一部を子宮外に露出し気道確保を行う方法．

“支援”が不十分ならば，出生後に低酸素症が進行する

出生後に“支援”が必要な赤ちゃんは，努力呼吸や中心性チアノーゼ（低酸素血症）を呈するでしょう．そして“支援”が不十分なまま肺呼吸が確立しなければ，赤ちゃんは低酸素症の状態となり，徐脈・無呼吸を呈するでしょう．無呼吸によってさらに低酸素症が進行すれば高度な徐脈から心機能が低下していき，最終的には心停止にまで至るかもしれません．この呼吸・心拍の変化は子宮内で低酸素症が進行する様子と同じです．しかしこの場合，胸骨圧迫や薬物投与によって赤ちゃんは助かるでしょうか？いいえ．そもそも出生後に低酸素症に陥った原因である，子宮外環境への適応の困難さに対する“支援”が不十分なままでは，いくら高度な“蘇生”処置を行っても回復は難しいでしょう．

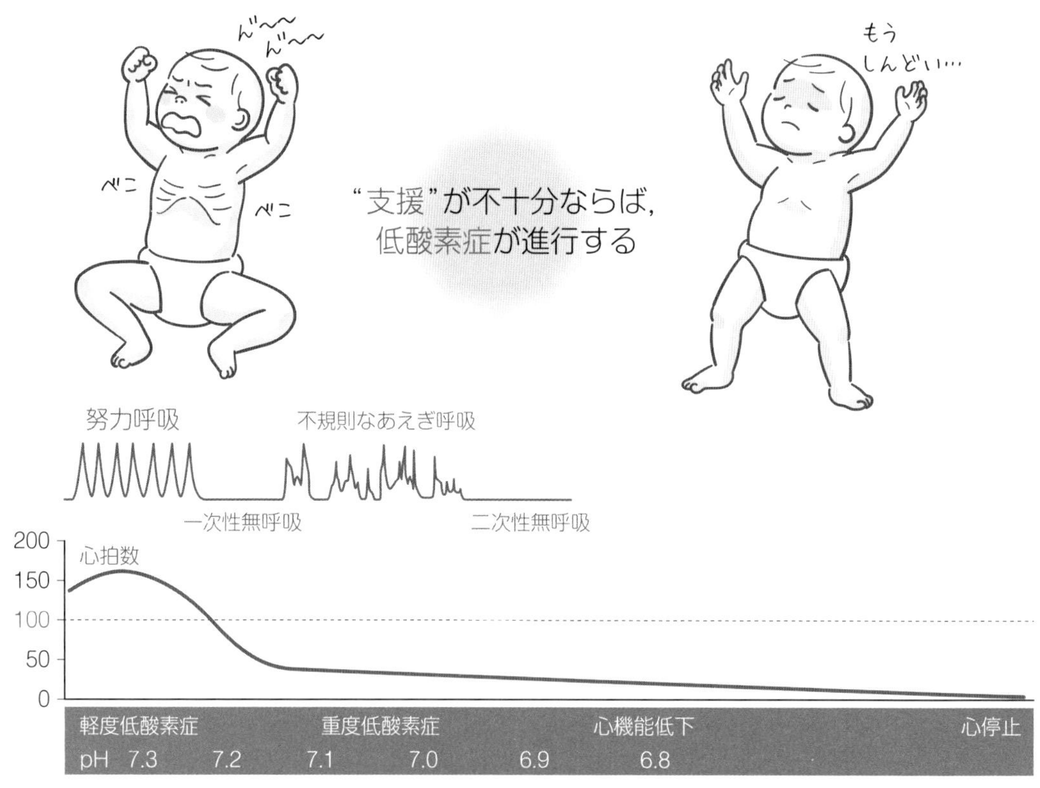

例えば，お母さんに対してステロイド投与が間に合っていない，25週の早産で生まれた赤ちゃんを想像してみてください．生まれてすぐに微かな声で泣いて，筋緊張も十分な状態でした．この時点では低酸素症はないのです．でも未熟な呼吸機能では自力で酸素を得ることができず，みるみる呼吸状態は悪くなり，真っ黒なままぐったりしてくるでしょう．人工呼吸を開始してもなかなか有効な換気が得られなければ，心拍数はどんどん低下してきます…．この赤ちゃんに対して，胸骨圧迫や薬物投与による“蘇生”をしてもきっと助かりません．気管挿管やサーファクタント投与によって，子宮外環境への適応を強力に“支援”すれば，おそらく心拍数は上昇してくるでしょう．

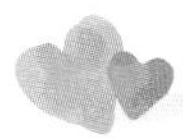

“支援”と“蘇生”を同時に考えることで，必要な処置がみえてくる

このように出生直後の新生児への対応が，成人の救命処置と異なる点は“蘇生”の要素に“支援”という大きな要素が加わることであり，同時に考えると必要な処置がみえてきます．

このような対応を意識しなければいけないのは「出生直後」だからです．同じ“新生児”でも出生後に一度肺呼吸が確立した後の赤ちゃんに対する“蘇生”においては，子宮外環境への移行を“支援”することを考える必要はありません（シナリオ 10：p.20参照）．

低酸素の重症度と，回復に必要な“蘇生”処置（←→）

適応の困難さと移行に必要な“支援”処置（↑↓）

		軽度低酸素症 一次性無呼吸	重度低酸素症 二次性無呼吸	心機能低下 高度徐脈・低血圧	最重症 心停止
	A ルーチンケア	B 初期処置	C 人工呼吸	D 酸素＋人工呼吸 胸骨圧迫	E 左に加えて 薬物投与
1. 初期処置					
2. CPAP 酸素投与					
3. 人工呼吸					
4. 気管挿管					
5. 特殊対応※					

※RDSが疑われる早産児に対するサーファクタント投与，緊張性気胸に対する胸腔穿刺など．

それでは具体的なシナリオを見ながら，出生直後の赤ちゃんに対する“蘇生”と“支援”について考えてみましょう．

星印（★）は生まれた時点で赤ちゃんがどの状態にいたのかを示します．出生前から低酸素症が進行しているほど星印は右に，高度な支援が必要なほど下に位置します．出生後に必要な支援が届かなければ低酸素症は進行して，右のマスに進んでいきます！ 私たちは“支援”と“蘇生”によって左上のマスを目指していくのです．

		軽度低酸素症 一次性無呼吸	重度低酸素症 二次性無呼吸	心機能低下 高度徐脈・低血圧	最重症 心停止
	A ルーチンケア	B 初期処置	C 人工呼吸	D 酸素＋人工呼吸 胸骨圧迫	E 左に加えて 薬物投与
1. 初期処置	←	蘇生	←		
2. CPAP 酸素投与			↑ 支援		
3. 人工呼吸			★		
4. 気管挿管					
5. 特殊対応					

★は赤ちゃんが生まれた時点の状況
・低酸素症がどの程度進行していたか
・どの程度の“支援”が必要か
出生後の“支援”が不十分ならば
低酸素症は進行する！

シナリオ 1 緊急帝王切開で出生した正期産女児

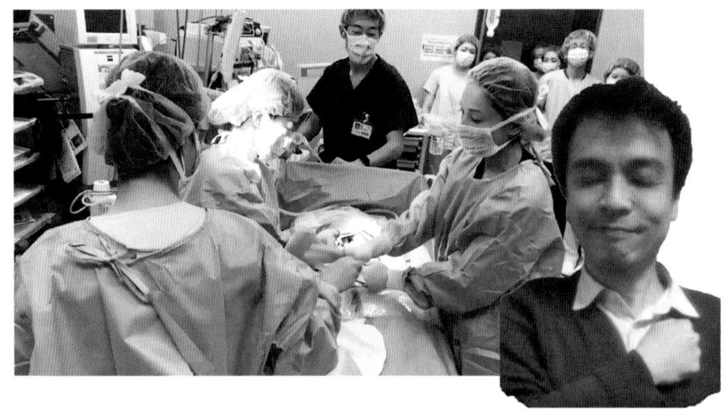

妊娠40週の妊婦が胎動減少を訴えて来院しました．胎児徐脈が頻発しており，臍帯血流異常を認め，緊急帝王切開が行われました．体重約3,000 gの女の赤ちゃんの筋緊張は低下し，呼吸も認めませんでした．初期処置の後も呼吸は出現せず，心拍数は聴診でも触診でもよくわからず，人工呼吸を開始しました．15秒後には，加圧時に赤ちゃんの胸郭上昇を確認することができるようになりました．人工呼吸を30秒間実施した後にも自発呼吸は出現しませんでしたが，聴診で確認した心拍数は毎分80回でした．人工呼吸を続けているうちにあえぎ呼吸が出現し，次第に安定した自発呼吸が続くようになりました．心拍数は毎分140回まで改善していました．

		軽度低酸素症 一次性無呼吸	重度低酸素症 二次性無呼吸	心機能低下 高度徐脈・低血圧	最重症 心停止
	A ルーチンケア	B 初期処置	C 人工呼吸	D 酸素＋人工呼吸 胸骨圧迫	E 左に加えて 薬物投与
1. 初期処置	←	蘇生	↑		
2. CPAP 酸素投与			支援		
3. 人工呼吸			★		
4. 気管挿管					
5. 特殊対応					

初期処置後も無呼吸が続く二次性無呼吸の状態ですから，当然自力で子宮外環境に適応することもできません．まずは子宮外環境で呼吸ができるように“支援”し，十分な自発呼吸が出現するまで“蘇生”を続けました．人工呼吸を素早く開始し，速やかに成功させ，その後も成功させ続けることができれば，こんな風に改善するはずです．もしもたった1分間でも人工呼吸開始を躊躇してしまったら…，なかなか成功しなければ…，低酸素症はどんどん進行し，心拍数は低下し，血圧も低下し，本来必要のなかった胸骨圧迫や薬物投与まで開始することになってしまうかもしれません．時を戻してみましょう….

シナリオ 2　緊急帝王切開で出生した正期産女児

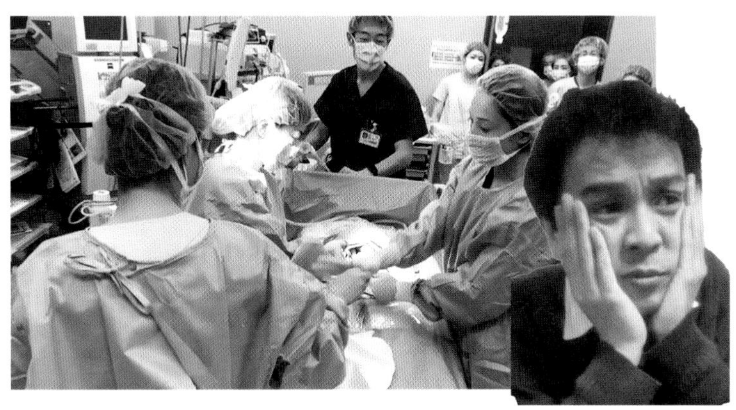

シナリオ1と同じ状況で生まれた体重約3,000 gの赤ちゃんです．筋緊張は低下し，呼吸も認めませんでした．口鼻の吸引をしても，背中を刺激してもまったく反応せず，初めて経験する状況にパニックです！ 生後1分で人工呼吸を開始しましたが，なんということでしょう！ 流量膨張式バッグが膨らみません！ 酸素流量を増やして，逃がし弁を閉じて，ようやく膨らむようになりました．でも今度はマスクが赤ちゃんの顔にうまく密着しません！

生後2分で医師が到着し，人工呼吸を交代しました．すぐに加圧時に胸郭上昇は確認できましたが，30秒後の心拍数は毎分30回程度のため，胸骨圧迫を開始しました．胸骨圧迫と人工呼吸を1分間続けたのちに，心拍数は毎分80回に回復していました．

		軽度低酸素症 一次性無呼吸	重度低酸素症 二次性無呼吸	心機能低下 高度徐脈・低血圧	最重症 心停止
	A ルーチンケア	B 初期処置	C 人工呼吸	D 酸素＋人工呼吸 胸骨圧迫	E 左に加えて 薬物投与
1. 初期処置	←		蘇生		
2. CPAP 酸素投与				↑	
3. 人工呼吸			★	支援	
4. 気管挿管					
5. 特殊対応					

人工呼吸の開始と成功が遅れるほど
低酸素症は進行する！！

シナリオ1と比べてみてください．記録上，人工呼吸を開始したのは生後1分かもしれませんが，人工呼吸が成功したのは少なくとも生後2分以降です．そしてこの間にどんどん低酸素症が進行してしまい，本来適応のなかった胸骨圧迫まで必要になってしまいました．新生児蘇生を担当することになったスタッフは，職種や経験に関係なく，常に人工呼吸を開始して，成功させるための準備が必要です．

シナリオ 3 早産児の出産立会いで気合い満点の研修医

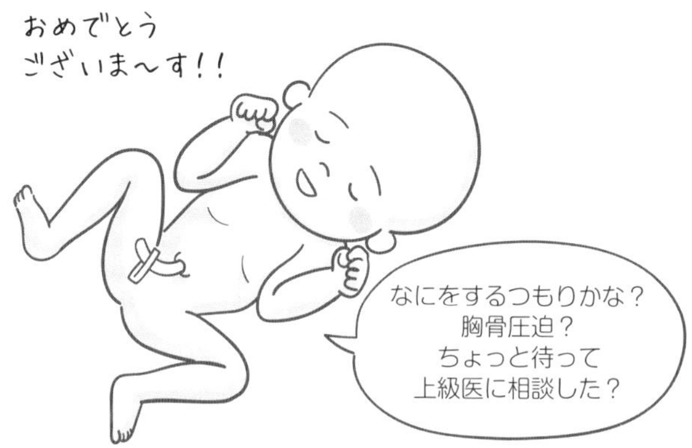
おめでとう
ございま〜す!!
なにをするつもりかな？
胸骨圧迫？
ちょっと待って
上級医に相談した？

妊娠28週，推定体重1,000 gの緊急帝王切開が決定しました．胎児に問題はなさそうですが，母体の妊娠高血圧症候群が急激に悪化したことが理由です．

小児科研修医は興奮気味に，「アドレナリンは希釈しておいたほうがいいですか？ 胸骨圧迫は3：1ですよね!」と，気合い満点です．

		軽度低酸素症 一次性無呼吸	重度低酸素症 二次性無呼吸	心機能低下 高度徐脈・低血圧	最重症 心停止
	A ルーチンケア	B 初期処置	C 人工呼吸	D 酸素＋人工呼吸 胸骨圧迫	E 左に加えて 薬物投与
1. 初期処置					
2. CPAP 酸素投与					
3. 人工呼吸					?
4. 気管挿管					
5. 特殊対応					

最悪の可能性を想定してすべての処置の準備をする心構えはよいのですが，おそらく“蘇生”と“支援”を理解できていません．少なくともその赤ちゃんは今，子宮内で低酸素症になっているわけではありません．それでも未熟な呼吸機能のまま生まれると，高度な“支援”は必要になるでしょう．自力で肺水を空気で置き換えることは困難でしょうから，ただちにCPAPによってサポートします．それでも不十分であれば人工呼吸，状況によって気管挿管，サーファクタント投与まで必要になるかもしれません．

これは子宮外環境移行のために必要な“支援”であって，低酸素症が進行した状態の赤ちゃんに対して行う“蘇生”とは異なるものです．ただしこれらの“支援”が不十分であれば，低酸素症が進行してしまうかもしれません．そして必要な“支援”が高度なほど，低酸素症の進行は速く，徐脈が進行するようであればギアを上げて処置をしなければいけません．それでも胸骨圧迫や薬物投与を検討する前に，“支援”が十分であることを確認するべきです．

妊娠28週，1,000 gで出生した女児．四肢を動かし，小さな声で泣いてくれました．出生後速やかに初期処置を行いながらCPAPによる“支援”を開始しました．しかし，努力呼吸とSpO_2低値が持続し，次第に心拍数が毎分80回に低下したため，自発呼吸に合わせたバッグ・マスク換気を開始しました．その後速やかに心拍数は回復し，SpO_2も上昇してきました．

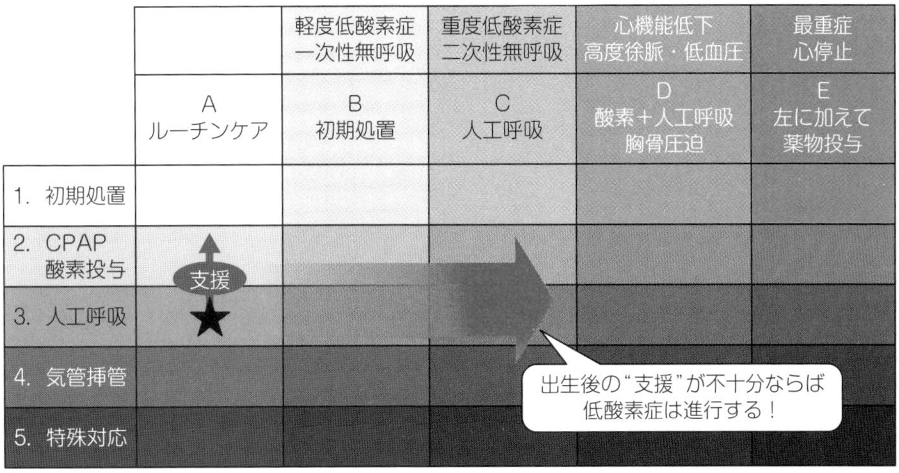

		軽度低酸素症 一次性無呼吸	重度低酸素症 二次性無呼吸	心機能低下 高度徐脈・低血圧	最重症 心停止
	A ルーチンケア	B 初期処置	C 人工呼吸	D 酸素＋人工呼吸 胸骨圧迫	E 左に加えて 薬物投与
1. 初期処置					
2. CPAP 酸素投与	↑支援				
3. 人工呼吸	★				
4. 気管挿管					
5. 特殊対応					

出生後の“支援”が不十分ならば
低酸素症は進行する！

このように元気な状態で生まれた（出生直前まで低酸素症はなかった）赤ちゃんが出生後に徐脈に陥る場合，その原因は“支援”不足であることを考えます．徐脈が続くからといってどんどん“蘇生”のレベルを上げても，必要な“支援”が届かない限り解決はしないでしょう．

人工呼吸から胸骨圧迫に進む前に「換気を必ず確認する」ということはすごく深い意味があります．子宮外環境で生きていくために必要な“支援”が届いておらず，「まだ海の底で“蘇生”を続けようとしていませんか？」ということなのです．

Column

20週台の早産児でも挿管が必要ないことがある？

赤ちゃんの状態によっては，特に母体にステロイドがよいタイミングで投与されていれば（分娩の数日前），26〜29週の早産児でも必ずしも気管挿管・サーファクタント投与を必要としません．むしろ全例に気管挿管をしてしまうと，死亡率・慢性肺障害のリスクが増えてしまいます．

気管挿管は侵襲的であり，できるならば避けたいですし短時間で抜管したいです．INSUREという方法が注目されています．Intubation（細いチューブで挿管しても），SURfactant（さっさとサーファクタントを投与したら），Extubation（すぐに抜管してしまおう）．このようにすれば気管挿管による侵襲を最小限に抑えられるという考え方です．ただし，再挿管が必要になる場合もありますし，出生直後からCPAPを開始して，気管挿管の前後にもできるだけCPAPを続けておくことが条件です．

シナリオ 4 何度も心音が低下し，羊水混濁を認め，吸引分娩で出生した正期産児

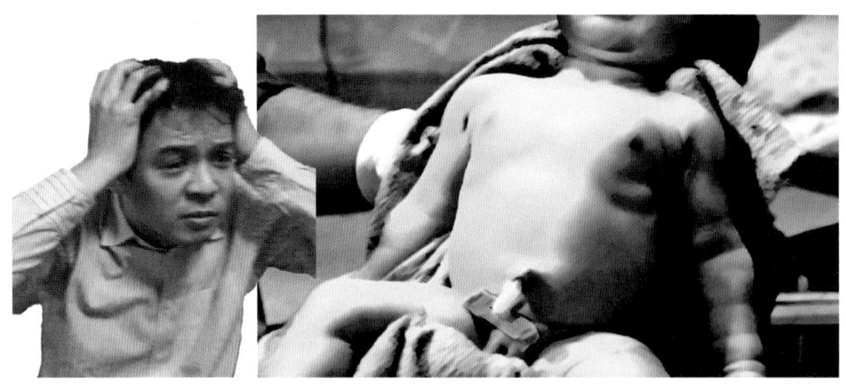

妊娠42週，推定体重3,000 g．予定日超過のため子宮収縮促進剤を使用した誘発分娩の方針となりました．何度も胎児心拍数が一過性に低下し，破水後には羊水混濁を認めました．吸引分娩で生まれた男の赤ちゃんの筋緊張は低下し，呼吸を認めませんでした．口鼻を吸引して，羊水を拭き取って，背中を擦っても足底を叩いても，赤ちゃんはダラリとしたままです．

立ち会った助産師は頭の中が真っ白になってしまいました．一瞬，赤ちゃんが呼吸をしたような気がしました．そして聴診をすると心拍数は毎分100回程度あるような気がして，とにかく刺激を続けて小児科医の到着を待つことにしました．それでも赤ちゃんはダラリとしたままです．

		軽度低酸素症 一次性無呼吸	重度低酸素症 二次性無呼吸	心機能低下 高度徐脈・低血圧	最重症 心停止
	A ルーチンケア	B 初期処置	C 人工呼吸	D 酸素＋人工呼吸 胸骨圧迫	E 左に加えて 薬物投与
1. 初期処置					
2. CPAP 酸素投与					
3. 人工呼吸		★	→		
4. 気管挿管					
5. 特殊対応					

一次性無呼吸か二次性無呼吸かわからない状況ですが，人工呼吸を躊躇する理由はありません．一次性無呼吸に対して人工呼吸を開始したとしても，赤ちゃんが呼吸を開始したら中止すればよいだけです．しかし二次性無呼吸に対して人工呼吸を開始しなければ，低酸素症はどんどん進行します．あえぎ呼吸（低酸素状態で認められる，途切れ途切れの深い“呼吸”．呼吸としての効果はなく，無呼吸と同じ対応が必要です）を「呼吸をしている」と誤解しないように注意しましょう．

「人工呼吸を開始するべきか，待つべきか？」…迷ったら人工呼吸を開始する！ その判断に間違いはありません．時を戻してみましょう….

シナリオ 5 何度も心音が低下し，羊水混濁を認め，吸引分娩で出生した正期産児

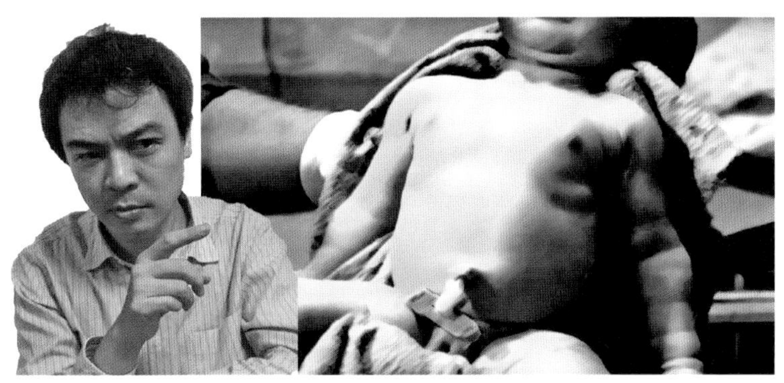

シナリオ4と同じ状況で，吸引分娩で生まれた体重約3,000 gの赤ちゃんです．羊水混濁があり，赤ちゃんの筋緊張は低下し，呼吸を認めませんでした．口鼻を吸引して，羊水を拭き取って，背中を擦っても十分な呼吸が出現しません．聴診をすると心拍数は毎分100回あるかないかという状況で，立ち会った助産師は小児科医の応援を依頼した後に，迷わず人工呼吸を開始しました．最初の数回は「しっかり，ゆっくり」．その後徐々に速度を上げていき，次第に加圧するたびに赤ちゃんの胸郭上昇を確認することができるようになりました．30秒後には泣き声が聞こえるようになり，心拍数も毎分160回に回復したため，人工呼吸は中止しました．しかし，中心性チアノーゼと努力呼吸を認めたため，SpO_2モニターを装着して酸素投与を開始し，小児科医の到着を待ちました．

		軽度低酸素症 一次性無呼吸	重度低酸素症 二次性無呼吸	心機能低下 高度徐脈・低血圧	最重症 心停止
	A ルーチンケア	B 初期処置	C 人工呼吸	D 酸素＋人工呼吸 胸骨圧迫	E 左に加えて 薬物投与
1. 初期処置					
2. CPAP 酸素投与	支援 ←	蘇生	↑ 支援		
3. 人工呼吸			★		
4. 気管挿管					
5. 特殊対応					

Column

羊水混濁がある場合の立会いは，“支援”も“蘇生”も必要になる確率が上がる

胎便性羊水混濁を認める場合，“支援”が必要になる確率が高くなります．出生前に混濁した羊水を気道に吸ってしまっていると，気道確保のための吸引が必要です．またすでに肺の状態が悪ければ（胎便吸引症候群），CPAPや酸素投与などを実施しなければ十分な酸素化が得られないかもしれません．さらに胎便排泄は出生前の低酸素症に対する反応の可能性があり，その進行の程度に応じた“蘇生”が必要になるかもしれません．

シナリオ 6　すぐに元気に泣いたのに…

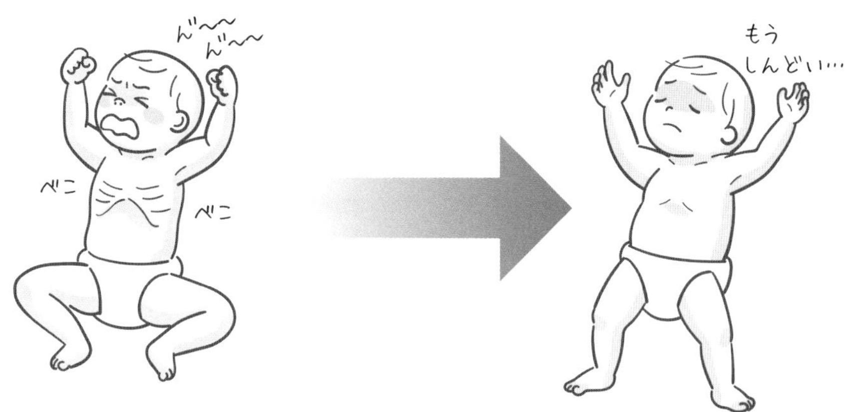

全前置胎盤と診断された妊娠37週の妊婦に対して，選択的帝王切開が行われました．推定体重は約3,000 gでした．男の赤ちゃんが出生し，すぐに元気な泣き声も聞こえました．それでも蘇生台に運ばれた赤ちゃんをみてすぐに「呼吸がしんどそう！」と感じました．羊水を拭き取って，背中を擦っても足底を叩いても，口鼻を吸引しても，陥没呼吸に加えて呻吟も聞こえ，全身の皮膚色も悪いです．

立ち会った看護師はすぐに小児科医を呼びましたが，予想外の状況に頭の中は真っ白になりました．右手にパルスオキシメータを装着してみるとSpO_2は50台でした．「嘘!?」，赤ちゃんの背中を擦り続け，祈るような気持ちで小児科医の到着を待ちました．赤ちゃんは次第にダラリとして，呼吸も浅くなってしまいました．

		軽度低酸素症 一次性無呼吸	重度低酸素症 二次性無呼吸	心機能低下 高度徐脈・低血圧	最重症 心停止
	A ルーチンケア	B 初期処置	C 人工呼吸	D 酸素＋人工呼吸 胸骨圧迫	E 左に加えて 薬物投与
1. 初期処置					
2. CPAP 酸素投与					
3. 人工呼吸	★				
4. 気管挿管					
5. 特殊対応					

陣痛発来前の帝王切開で生まれた場合，肺水の吸収が遅れてしまうことがあります．水浸しの肺のまま一生懸命呼吸をしている赤ちゃんに対して必要な処置は“蘇生”ではなく“支援”です．“支援”の必要性は努力呼吸と中心性チアノーゼ（酸素化不良）から判断されます．処置を行ってもなお努力呼吸と酸素飽和度低値が続く場合，今の処置がうまく成功していないか，1段階上の支援が必要であるということです．

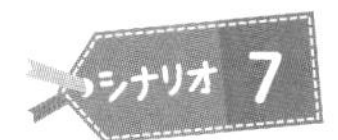

すぐに元気に泣いたのに…

シナリオ6と同じく選択的帝王切開で生まれた体重約3,000 gの男児です．元気に泣きましたが，ルーチンケア後に努力呼吸とSpO_2低値が持続し，小児科医を呼んだ後にCPAPを開始しました．ところが努力呼吸は持続しSpO_2は50台のままです．次第に無呼吸・徐脈になりました．

CPAPが成功していない，もしくはCPAPだけでは“支援”が不十分と判断し，「しっかり，ゆっくり」人工呼吸を開始しました．直後に透明な分泌物を大量に嘔吐したため，吸引をしました．人工呼吸を継続すると速やかに心拍数は上昇し，SpO_2も上昇してきました．再び自発呼吸が出現しましたが，努力呼吸が続いているため，酸素を使用したCPAPを継続して小児科医の到着を待ちました．

		軽度低酸素症 一次性無呼吸	重度低酸素症 二次性無呼吸	心機能低下 高度徐脈・低血圧	最重症 心停止
	A ルーチンケア	B 初期処置	C 人工呼吸	D 酸素＋人工呼吸 胸骨圧迫	E 左に加えて 薬物投与
1. 初期処置					
2. CPAP 酸素投与	支援	蘇生			
3. 人工呼吸	★		支援		
4. 気管挿管					
5. 特殊対応					

“支援”が不十分なために低酸素症が進行し，徐脈や無呼吸に陥ってしまう場合は，ギアを1つ上げて対応をしなければいけません．このように出生時から認められる徐脈は出生前の低酸素症の重症度を反映していますが，出生後に認められる徐脈は“支援”が不十分であることを示します．

Column

CPAPから人工呼吸に進むタイミング

初期処置後に心拍数も呼吸も十分で，しかし努力呼吸や中心性チアノーゼを認める場合，CPAPまたは酸素投与による“支援”を開始します．この支援が不十分で，努力呼吸と中心性チアノーゼが持続する場合，人工呼吸はいつ開始するべきでしょうか？

徐脈または無呼吸になってしまう場合，これは低酸素症が進行して“蘇生”が必要になっているということですから，文句なしに人工呼吸を開始します．努力呼吸と中心性チアノーゼが持続するが，徐脈にも無呼吸にもなっていない場合，いつ人工呼吸を開始するかについては明確な基準がありません．CPAPの手技を見直したり（マスク密着や気道開通を確認），酸素濃度を上げたりすることで改善するかもしれません．あまり経験のない人が，赤ちゃんの呼吸のタイミングと無関係に高い吸気圧を使用して人工呼吸をすることが，本当に安全かどうかわかりません．早めに経験豊富なスタッフに相談をするか，NICUに搬送することを検討するほうが賢明でしょう．

シナリオ 8 万全の準備が必要な“特殊対応”

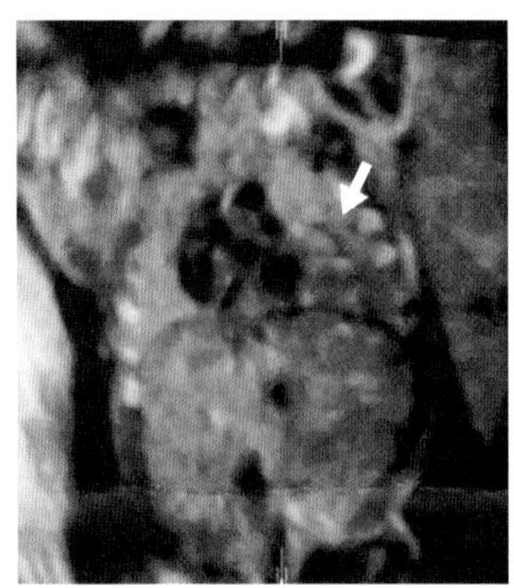

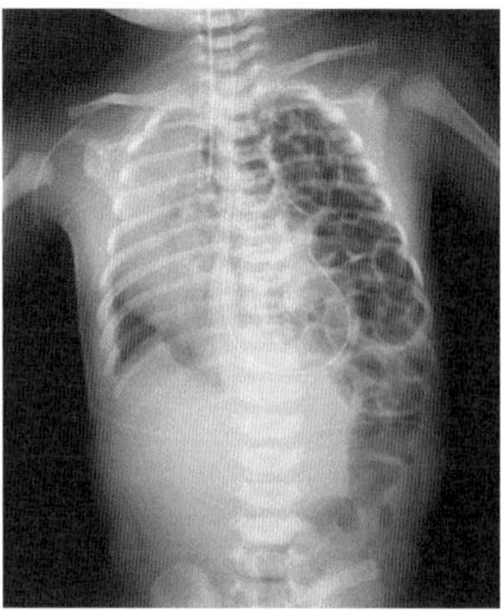

　妊娠20週台に横隔膜ヘルニアと診断されました．ほかの合併症はなく，肺低形成の程度は中等度と予想されました．

　妊娠37週に選択的帝王切開で出生した男児は，手足をしっかり動かし，微かに泣き声も聞こえました．速やかに気管挿管を行い，数回加圧したのちに呼気中CO_2検出を確認できました．経鼻胃管を挿入し，胃内を間欠的に脱気しながら，お母さんとの面会を済ませたのちにNICU入院となりました．

		軽度低酸素症 一次性無呼吸	重度低酸素症 二次性無呼吸	心機能低下 高度徐脈・低血圧	最重症 心停止
	A ルーチンケア	B 初期処置	C 人工呼吸	D 酸素＋人工呼吸 胸骨圧迫	E 左に加えて 薬物投与
1．初期処置					
2．CPAP 酸素投与					
3．人工呼吸	支援				
4．気管挿管					
5．特殊対応※	★				

出生後の“支援”が不十分ならば
低酸素素症は進行する！

※先天性横隔膜ヘルニアに対して，気管挿管・胃内脱気（バッグ・マスク換気は禁忌！）．

　この赤ちゃんは出生直前まで，まったく低酸素症はなく「元気」でした．先天性横隔膜ヘルニアがあるため，子宮外環境に適応することはとても高いハードルであり，高度な“支援”を必要としたのです．このシナリオでは複数の経験豊富な小児科医が準備をしていたため，ほとんど低酸素症に陥ることはありませんでした．シナリオ3も同じですが，出生直後に高度な支援が必要な赤ちゃんは，NICUのある総合病院に母体搬送されることが多いでしょう．特殊対応は出生前にその可能性を予測し，しっかり準備しておく必要があります．

シナリオ9 数年に1回遭遇するかもしれない"本当の"重症仮死

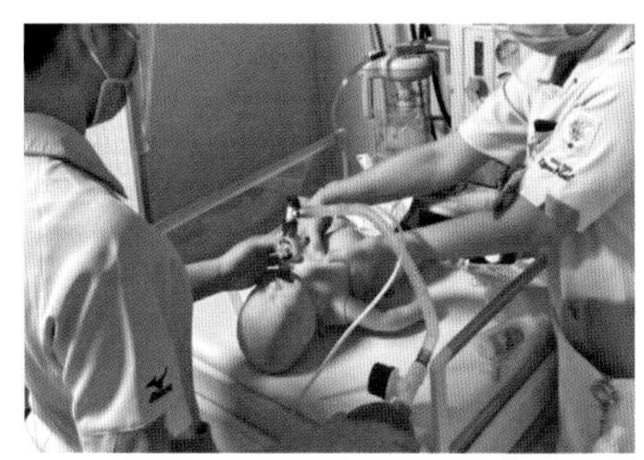

妊娠40週の妊婦に対して，微弱陣痛のためオキシトシンを投与し，医師が人工破膜を行いました．その2分後に胎児心拍数が低下し，臍帯脱出が確認されました．臍帯の還納を試みましたが不成功であり，緊急帝王切開が決定されました．

体重約3,000 gの男の赤ちゃんの筋緊張は低下し，呼吸を認めませんでした．初期処置の後にも呼吸は出現せず，心拍数は聴診でも触診でもよくわからず，生後30秒から人工呼吸を「しっかり，ゆっくり」開始しました．15秒後には人工呼吸の吸気のたびに赤ちゃんの胸郭上昇を確認することができました．人工呼吸を30秒間実施した後にも呼吸は出現せず，心拍数は聴診でも触診でもよくわかりませんでした．酸素を使用した人工呼吸に加えて，胸骨圧迫を開始しました．人工呼吸のたびに胸郭が上昇していること，酸素を使用していること，適切な手技で胸骨圧迫を続けていることを確認しながら蘇生を継続しました．生後3分には聴診にて毎分80回の心拍数を確認できるようになり，酸素濃度を下げて人工呼吸だけを継続しました．生後4分から安定した自発呼吸が出現し，心拍数も毎分140回で安定するようになりました．筋緊張は低下しており，NICUに搬送することになりました．

		軽度低酸素症 一次性無呼吸	重度低酸素症 二次性無呼吸	心機能低下 高度徐脈・低血圧	最重症 心停止
	A ルーチンケア	B 初期処置	C 人工呼吸	D 酸素＋人工呼吸 胸骨圧迫	E 左に加えて 薬物投与
1. 初期処置	←	蘇生			
2. CPAP 酸素投与				支援 ↑	
3. 人工呼吸				★	
4. 気管挿管					
5. 特殊対応					

出生時に，すでに重症低酸素症であったシナリオです．ここまでの蘇生は，いつ（夜間であっても），どこで（総合病院でなくても），誰が（完全な蘇生をできる医師がいなくても）立会いをしていても，完璧にできるように備えておきましょう（提案その5参照）．シナリオにおけるポイントは下線部であり，やはり人工呼吸を速やかに開始し，成功させ続けることが重要です．

シナリオ10 昨日生まれた赤ちゃんの急変対応

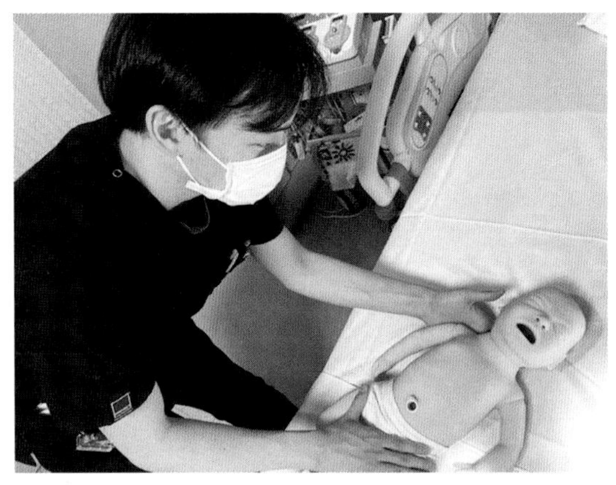

昨日，妊娠39週，2,800 gで生まれた男の赤ちゃん．新生児室で預かり中に無呼吸センサーのアラームが鳴りました．「また誰かがアラームを消し忘れたな」と思って駆け付けると，赤ちゃんは真っ黒でまったく呼吸をしている様子がありません．足底を刺激してみますがまったく反応はなく，左胸を聴診すると心拍はゆっくりであり，少なくとも毎分100回はありませんでした．看護師は落ち着いて室内にある蘇生バッグを使用してバッグ・マスク換気を毎分40回のペースで開始し，加圧のたびに胸郭が上昇していることを確認しました．次第に赤ちゃんの皮膚色がよくなり，呼吸をしてくれるようになりました．

		軽度低酸素症 一次性無呼吸	重度低酸素症 二次性無呼吸	心機能低下 高度徐脈・低血圧	最重症 心停止
	A ルーチンケア	B 初期処置	C 人工呼吸	D 酸素＋人工呼吸 胸骨圧迫	E 左に加えて 薬物投与
1. 初期処置	←	蘇生	★		
2. CPAP 酸素投与					
3. 人工呼吸					
4. 気管挿管					
5. 特殊対応					

この赤ちゃんはすでに一度子宮外環境に適応できており，水浸しの肺を空気で置き換えるという“支援”の要素を考える必要がありません．刺激に反応せず，無呼吸・徐脈の状態が続くならば，発見時にすでに二次性無呼吸の状態であったわけですから，人工呼吸による“蘇生”を開始しましょう．この際，肺水を空気で置き換えるような人工呼吸は必要なく，最初から「胸郭が上昇する最小圧をかけて，毎分40～60回のペースで人工呼吸」を開始すればよいのです．“支援”と“蘇生”の人工呼吸の違いについてはのちほど詳しく解説します（提案その2：p.28-31参照）．

蘇生担当者（チーム）はまず人工呼吸を早く成功させることだけを考える

低酸素の重症度と，回復に必要な“蘇生”処置

適応の困難さと移行に必要な“支援”処置

		軽度低酸素症 一次性無呼吸	重度低酸素症 二次性無呼吸	心機能低下 高度徐脈・低血圧	最重症 心停止
	A ルーチンケア	B 初期処置	C 人工呼吸	D 酸素＋人工呼吸 胸骨圧迫	E 左に加えて 薬物投与
1. 初期処置					
2. CPAP 酸素投与					
3. 人工呼吸					
4. 気管挿管					
5. 特殊対応※					

生まれた時点ですでに
ここまで状態が悪い
なんてことある？
とてもまれなことでしょう．

特殊対応が必要な赤ちゃんは
生まれる前にわかっていることが多い．

※RDSが疑われる早産児に対するサーファクタント投与，緊張性気胸に対する胸腔穿刺など．

ここまでのシナリオをみて，① 出生後の新生児に対しては必ず“支援”の意識が必要であること，② 出生前の状況によってはこれに“蘇生”の要素が加わること，をご理解いただけたでしょうか．そしてほとんどの場合“支援”も“蘇生”も人工呼吸だけで十分です．

「お産に絶対はない」ことは事実ですが，厳重に胎児モニタリングされた環境で，急速遂娩が間に合わず，シナリオ9のように，生まれた時点ですでにほとんど心停止に近いなんてことは，とてもまれでしょう．人工呼吸が確実にできるだけで，ほとんどの“蘇生”は完結します．ただしその人工呼吸の成功が遅れてしまうと，低酸素症が加速度的に進行し，本来適応のなかった胸骨圧迫まで必要になる恐れがあります．

また子宮外環境移行への“支援”も，適切な人工呼吸まででほとんど達成できます．絶対的に気管挿管や特殊対応が必要になる状況は限られており，多くの場合それは出生前にわかっていてNICUのある病院に母体搬送されているでしょう．出生前のモニタリングでは“蘇生”が必要になることなど予想できず，実際に生まれた直後は手足をバタバタ動かしていたような赤ちゃんが，その後急激に状態が悪くなる場合は，特別な“支援”を要する疾患が潜んでいる可能性を考えます．そんなときには早く小児科医に連絡するべきです．

一般的な産科開業医において，生まれたばかりの赤ちゃんの具合が悪くても，「胸骨圧迫や気管挿管まで，本当に必要なケースは滅多にない」といえます．新生児の蘇生を担当する方（チーム）が考えるべきことは，まずはただ1つ「人工呼吸を早く成功させること」です．

「人工呼吸を開始すること」ではなく「成功させること」である点に注目してください．

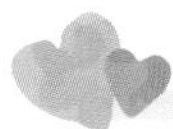

実際に人工呼吸だけでかなりの赤ちゃんが助けられている

資源や人員の限られた開発途上国における，HBB（Helping Babies Breathe＝赤ちゃんの呼吸を助けよう）と呼ばれる新生児蘇生法教育プログラムがあります．HBBの蘇生アルゴリズムは実にシンプルで，「出生後に刺激をしても呼吸を始めない赤ちゃんに対しては，1分以内に人工呼吸を開始して，それを成功させる」という内容です．CPAP，胸骨圧迫，気管挿管，薬物投与，そして酸素投与すら含まれません．ただひたすらに，救命の鍵を握る「黄金の1分間（golden minute）」における人工呼吸の重要性について強調されています．この蘇生アルゴリズムにおいて特筆するべきことは，人工呼吸を開始することだけでなく，「人工呼吸を開始してもなかなか回復せず，加圧時に胸郭も上昇していない」場合に，「助けを呼んで人工呼吸手技を改善させる」ことが強調されていることです．

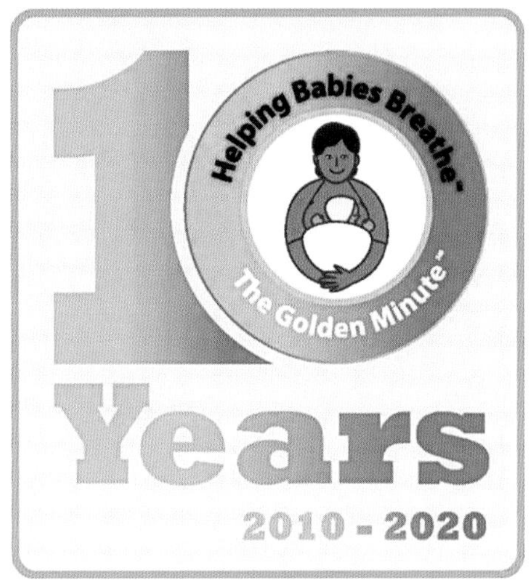

HBBの効果は実際にどうかというと，“死産”の頻度が約半分になったそうです．この結果は，出生時に「呼吸も心拍もない（実際には徐脈を人間の感覚ではとらえられなかったのでしょう）」状態で，それまでは“死産”と諦められていた赤ちゃんの半分が，空気を使用したバッグ・マスク換気だけで助かっている」ということを示しています．

「命は助かっても，大きな後遺症があるのでは？」と心配になるかもしれません．1つ重要な報告を紹介します．2006～2008年に出生し，人工呼吸による蘇生を受けて生存した81例の赤ちゃんは，同じ時期に生まれて蘇生を受けなかった107例と比較して，12ヵ月時の発達評価において有意差を認めなかったのだそうです．「1分以内に開始・成功させる人工呼吸だけで助かる命は，神経学的予後も悪くない」ということです（Carlo WA：J Pediatr, 160：781-785, 2012）．

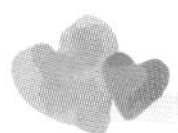

逆に人工呼吸が不十分ならば赤ちゃんの予後は悪くなる

胸骨圧迫・薬物投与による高度蘇生を要した39例（早産児24例を含む）の経過を振り返り，その原因を分析した報告があります．10例は重症の胎児低酸素症が原因，つまり生まれた時点で相当具合が悪く，人工呼吸だけでは蘇生は困難であったと判断されました．一方で残りの29例のうち5例は，気管挿管のやり直しまたはチューブの位置調整後すぐに心拍数が上昇しました．24例は人工呼吸の吸気圧を十分に上昇させることによって，やはり心拍数が速やかに上昇しました．赤ちゃん自身はそれほど重症ではなく，気管挿管手技の問題や，最初のバッグ・マスク換気が不適切であったことが原因と考察されました．39例中29例（74％）は，生まれた時点では人工呼吸だけで十分回復可能だったはずなのに，その後の対応がまずかったために，本来必要のなかった胸骨圧迫をする状況になってしまったというのです．これは非常に教訓的な報告です（Perlman JM：Arch Pediatr Adolesc Med, 149：20-25, 1995）．

人工呼吸を開始した後，その有効性も確認しないまま胸骨圧迫に進んではいけないのです．何度でも言いますが，それは海の底で蘇生をしていることと同じです．バッグ・マスク換気を担当している人，介助をしている人，その場にいる全員で，人工呼吸が成功しているかどうかを評価して，1秒でも早く有効な人工呼吸ができるように手技を修正しましょう．

それでも「1秒でも脳に酸素を届けたい」という気持ちはよくわかります．だからこそ素早く人工呼吸を開始し，成功を目指して手技を修正してください．人工呼吸を開始したからといって安心してはいけません．1呼吸1呼吸，「これは成功しているか？ 換気できているか？」と確認しなければいけません．バッグ・マスク換気は難しいですよ．蘇生人形に対して実施できても，赤ちゃんには成功しないかもしれないですよ．

それでも大丈夫．本書を最後まで読んでいただければ，人工呼吸の成功率が上がり，自信をもって立会いに臨めるようになるでしょう．

人形で成功しても，実際の赤ちゃんで成功しない理由を考えてみましょう

新生児蘇生において人工呼吸が最も重要な手技であることがわかったところで，次はそれが成功しない理由と，成功させるための秘訣を考えてみましょう．

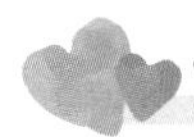

気道確保が一番難しい

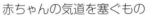

赤ちゃんの気道を塞ぐもの

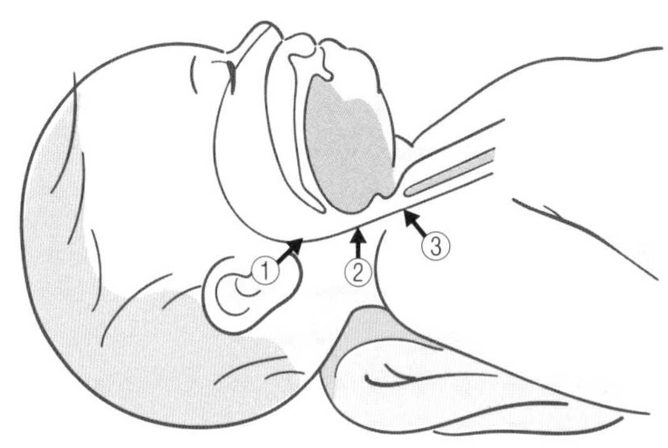

気道確保は人工呼吸を成功させる上で最も重要なポイントになります．マスクが赤ちゃんの顔に密着していても，その先の気道が閉塞していれば有効な人工呼吸はできません．バッグ・マスク換気中に，赤ちゃんの気道を塞ぐ原因は大きく３つあります．

① 鼻口腔内の分泌物．しかしよほど大量でなければ，これが大きな問題になることはないでしょう．
② 舌根沈下．筋緊張が低下した状態では咽頭部の筋肉や舌が緩み，舌根部がのどに落ち込んで気道を塞ぎます．
③ 喉頭蓋や声帯の閉鎖．出生直後に仮死状態である場合，特に肺がしっかり拡張するまでは，バッグ・マスク換気中に喉頭蓋や声帯は閉鎖傾向にあることが，動物実験などで示されています．

肩枕を敷いただけで気道が美しく確保されているこのイラストに，騙されてはいけません．「後頭部が突出している赤ちゃんは，成人と違って肩枕を敷いたほうが気道は確保されやすい」ことは間違いありませんが，肩枕だけでこんなに見事に気道が確保されることはないでしょう．これから人工呼吸を開始しようとしている赤ちゃんは筋緊張が低下しています．この状態では舌根が沈下し，容易に気道は閉塞されてしまうでしょう．つまり自発呼吸があって筋緊張も十分な児と，呼吸がなく筋緊張も低下している児では，気道確保の難易度がまったく違うのです．

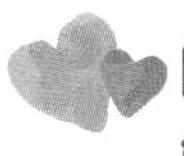

吸引に時間をかけすぎないこと—少量の分泌物はバッグ・マスク換気を妨げない

初期処置において赤ちゃんの口や鼻の吸引を行うことがありますが，私たちは余計な吸引をしすぎている可能性が指摘されています．特に羊水混濁がない場合，透明な液体がわずかに気道に残っていたとしても，それが有効な人工呼吸を妨げる可能性は低いでしょう．また吸引の機会は初期処置だけではありません．人工呼吸を開始してから，有効な換気が得られていないと判断される場合には，あらためて吸引を試みることがあります．また喉頭よりも奥に溜まっていた分泌物・肺水が口から溢れてくることがありますが，その場合は適宜吸引を追加します．初期処置における口鼻の吸引は，ごく短時間で済ませばよいのです．

二次性無呼吸の赤ちゃんに対して吸引に時間をかけてしまい，人工呼吸開始が遅れてしまう状況は避けたいです．カテーテルで咽頭壁を強く刺激するような過激な吸引も，迷走神経反射から徐脈や無呼吸をもたらす恐れがあるため，避けなければいけません．

WHO（世界保健機関）が2017年5月に公表したガイドライン※では，新生児蘇生における吸引の頻度が無駄に多すぎることを指摘され，以下のように記されています．

※WHO recommendations on newborn health：guidelines approved by the WHO Guidelines Reviews Committee

吸引が必要なのは以下の状況です．

・羊水混濁があって，児が呼吸をしない場合，口鼻を吸引します．

次の状況では吸引は必要ありません．

・羊水混濁がなく，児が呼吸を開始できる場合，口鼻の吸引はするべきではありません．
・羊水混濁がなく，児が呼吸をしない場合，必ずしも口鼻の吸引は必要ありません．
・羊水混濁があっても，児が呼吸を開始できる場合，口鼻の吸引は推奨されません．

Column

羊水混濁がある場合の気管吸引

羊水混濁を認める分娩立会いに向かう際，NICUの看護師から「しっかり吸ってきてください（そして入院を回避して）」と懇願されることがあります．「任しといて」と答えながら，本音は自分の力では入院を回避することはできないなぁと思っています（^o^；）．

「羊水混濁がある場合，人工呼吸開始前にどこまでしっかり吸引をするべきか？」という疑問についてはいまだに議論の余地があります．2018年に「2015年のガイドライン改訂以降，羊水混濁があり，赤ちゃんがぐったりしている状況での気管吸引の頻度は激減した（70% vs 2%）．一方で，その状況から赤ちゃんがNICU入院になる確率（22% vs 40%）や人工呼吸管理が必要になる確率（9% vs 19%）は上昇してしまった」と報告されました（Chiruvolu A：Pediatrics, 142：e20181485, 2018）．しかし，気管挿管・気管吸引には熟練と物品の準備が必要ですし，この処置にこだわるあまり人工呼吸開始が遅れてしまうことは避けなければなりません．気管吸引は条件が揃えば有効かもしれません．少なくとも羊水混濁があっても，赤ちゃんが元気ならばそんな無茶は止めておきましょう．

下顎挙上を意識する

筋緊張が低下した状態では，肩枕で頭位を整えるだけではなく，後咽頭壁から舌根を引き離して気道を確保するための“介入”が必要です．そして下顎挙上（jaw thrust）は新生児において有効な気道確保のための介入手技の1つであるといわれています．

下顎挙上は気道開通に有効

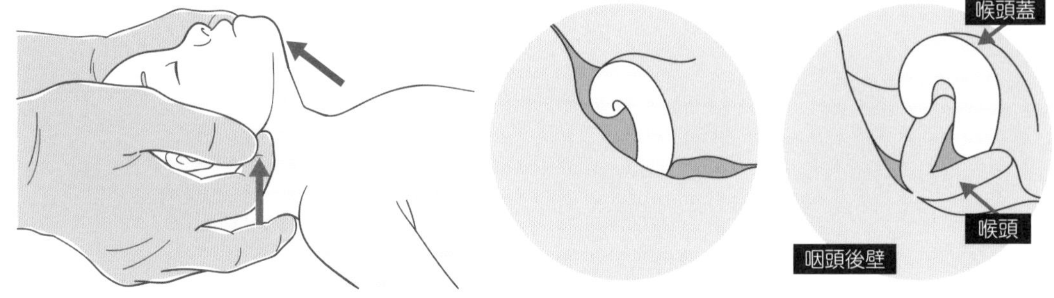

喉頭蓋
喉頭
咽頭後壁

下顎挙上によって，
① 舌根，喉頭蓋がもち上げられる
② 咽頭腔が拡大される
③ 舌骨が舌根から垂直に引っ張られる

人工呼吸において，親指と人差し指をアルファベットの「C」の字に見立ててマスクを顔に密着させます．そして中指を「I」の字に見立てて下顎を挙上します．このI-Cクランプテクニックにおいては，「Cでマスクを密着させる」ことに意識が強く向きすぎて，「Iで下顎を挙上して気道を確保する」ことがおろそかになる場合があります．マスクが密着していないことに気づくことは比較的容易ですが，気道閉塞に気づかないまま無効な人工呼吸を続けてしまう恐れがあるのです．

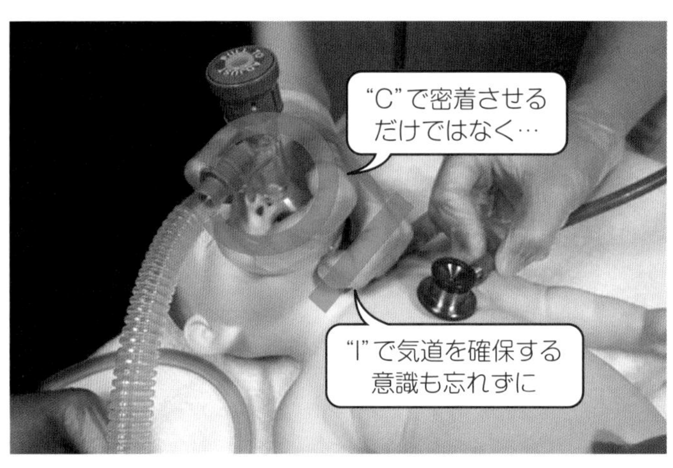

“C”で密着させる
だけではなく…
“I”で気道を確保する
意識も忘れずに

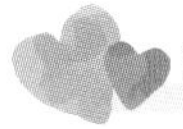

気道確保が非常に困難な赤ちゃんがいます

先天的な解剖学的異常によって，気道確保が困難な赤ちゃんがいます．このような場合，バッグ・マスク換気も，気管挿管も極めて困難になる可能性があります．

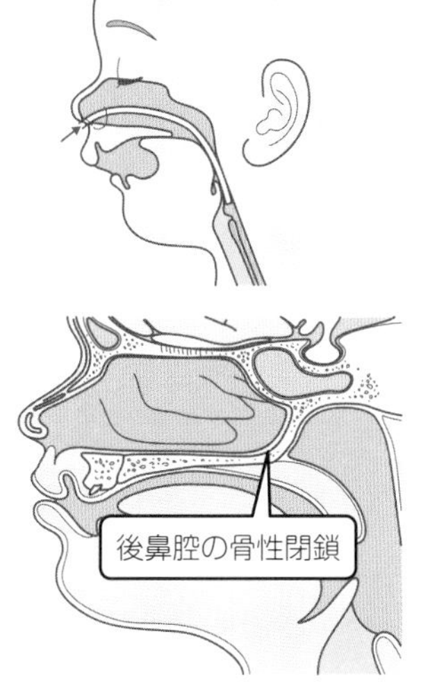

小顎症（ピエールロバン症候群）
→舌根沈下により気道狭窄が生じる．
1．腹臥位にする．
2．経鼻的にエアウェイを挿入する．

後鼻腔狭窄・閉鎖
→鼻呼吸が困難（泣き止むと窒息）．
1．経口的にエアウェイを挿入する．
2．両側閉鎖は気管挿管が必要．

小顎症があると舌が後方に変位して気道が閉塞しやすくなります．この場合，仰臥位では陥没呼吸が目立っても，腹臥位にすると軽快することがあります．また細径の気管チューブを経鼻的に挿入し，先端が舌を超える（声帯よりも上）位置まで進めると，気道が確保されることがあります．

後鼻腔狭窄・閉鎖は「細いカニューレでさえも鼻腔を通過しない」ことから疑われます．赤ちゃんが泣いて口呼吸をしている間は問題ありませんが，泣き止んで鼻呼吸になったときは著明な呼吸困難が出現します．両側の後鼻腔に高度な狭窄や閉鎖があれば，出生後早期に対応が必要になります．エアウェイを経口的に挿入することによって，一時的に気道を確保することが可能になる場合があります．

気道確保ができず，バッグ・マスク換気も気管挿管もできなければ，その赤ちゃんは子宮外環境で生きてゆくことはできません．もしも準備されていない状況でそのような赤ちゃんが生まれた場合はどうすればよいでしょうか…．それは提案その4（p.50）で解説します．

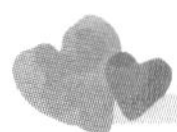

肺水が吸収される過程には３つのステップがある

赤ちゃんは出生を契機にものすごい環境の変化に適応しなければいけません．とりわけ水浸しの気道や肺が空気に置き換わる過程は重要で，これには３つのステップがあります．

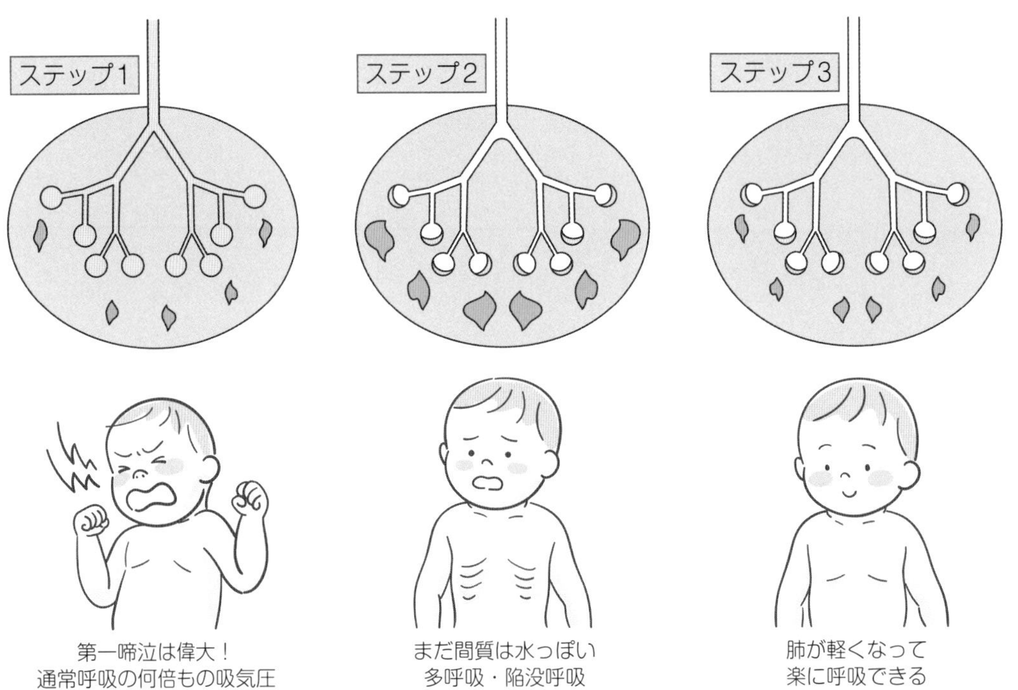
ステップ1
ステップ2
ステップ3
第一啼泣は偉大！
通常呼吸の何倍もの吸気圧
まだ間質は水っぽい
多呼吸・陥没呼吸
肺が軽くなって
楽に呼吸できる

ステップ1

気道にある水分が口腔内や間質に流れていく過程です．普段の呼吸の何倍もの，非常に大きな吸気圧が必要ですが（第一啼泣は偉大なのです！），数回の呼吸でこのステップは達成されるといわれています．

ステップ2

肺胞が開かれた状態のまま，間質に溜まった水分が血管やリンパ管に流れてゆく過程です．このステップは達成されるまで時間がかかることがあり，間質に溜まった水分が呼気時にまた肺胞に戻ってきてしまうことがあります．この状態が続くと多呼吸や陥没呼吸などの努力呼吸を認めたり，酸素を使用しなければ十分な酸素飽和度が保てなかったりすることがあります．

ステップ3

間質の水分が減って肺が膨らみやすくなり，低い吸気圧でも換気が可能になった状態です．この段階まで到達すれば努力呼吸は認められなくなり，酸素を使用しなくても酸素飽和度は高値で保たれるはずです．

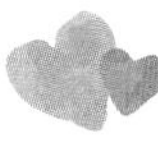

出生直後の赤ちゃんに対してバッグ・マスク換気を行う際も3つのステップを意識する

出生後，自ら呼吸をすることができない新生児に対して人工呼吸を行う際にも，この3ステップを意識しましょう．

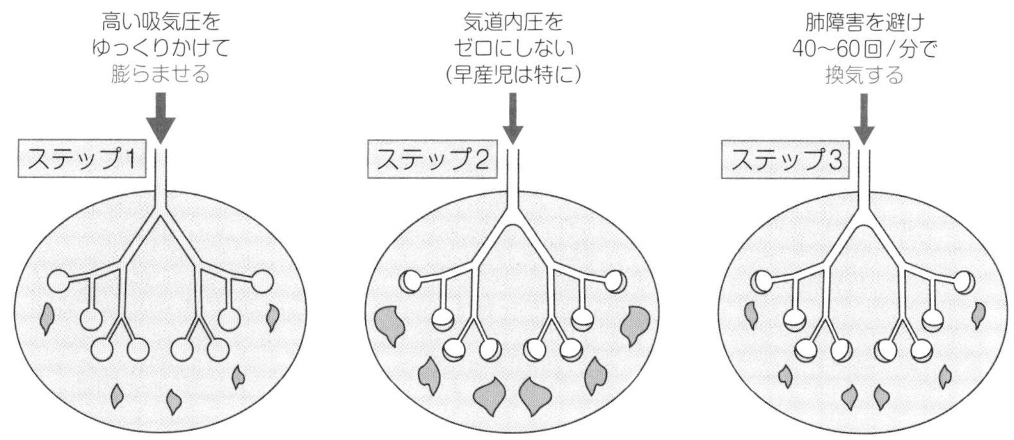
高い吸気圧を
ゆっくりかけて
膨らませる
気道内圧を
ゼロにしない
(早産児は特に)
肺障害を避け
40〜60回/分で
換気する
ステップ1
ステップ2
ステップ3

ステップ1

出まれたばかりの赤ちゃんに対して人工呼吸を開始した直後は「肺を膨らませる(inflation)」ことが目的であり，まだ「換気する(ventilation)」ことはできません．inflationは「しっかり，ゆっくり」が重要であり，通常よりも高い吸気圧・長い吸気時間が必要です．硬いゴム風船を水中で膨らませる様子を想像してください．フッと勢いよく息を吹き込んでも膨らまないでしょう．高い吸気圧を，ゆっくり吹き込んでようやく膨らんでいくはずです．

人工呼吸を開始した直後の吸気圧・吸気時間

日本(NCPR)：1回 20〜30 cmH_2O，場合によってはそれ以上．1回1秒．
北米(NRP)　：1回 20〜30 cmH_2O，場合によってはそれ以上．1回1秒．
欧州(ERC)　：1回 20〜30 cmH_2O，場合によってはそれ以上．1回3〜5秒．

Column

Sustained Inflation

ステップ1は膨らませるステージなので，吸気のみで，呼気は必要ありません．「高い圧を，より長い時間かけ続ける」sustained inflationと呼ばれる方法があります．虚脱した自転車のタイヤに空気を入れる際，手動のポンプを使用するか(通常の人工呼吸)，電動ポンプを使用するか(sustained inflation)の違いと例えるとわかりやすいでしょう．20〜25 cmH_2Oの吸気圧を15秒間ほどかけ続けるという方法が，早産児に対してより有効であるという意見がありますが，まだ結論は出ていません．いずれにせよ出生直後の人工呼吸は，「最初は高い圧を，ゆっくりと時間をかけて行う」という意識は必要です．

ステップ2

ステップ1のような加圧の仕方は数回だけで，少しずつ吸気圧を下げて，加圧回数も増やしていきます．この際は，呼気時にも気道内圧をゼロにしない(PEEPをかける)ことによって，肺胞の虚脱を防ぎ，より早く機能的残気量を確立させることができます．PEEPは特に虚脱しやすい早産児の肺を換気する際に有効であるといわれていますが，理論的には正期産児でもPEEPは有効なはずです．

また自発呼吸や心拍数が十分でも，努力呼吸とSpO_2低値が続く赤ちゃんに対して，CPAPを用いて呼吸を“支援”することも，このステップにおいて有効です．

PEEP

Positive End-Expiratory Pressure(呼気終末陽圧)

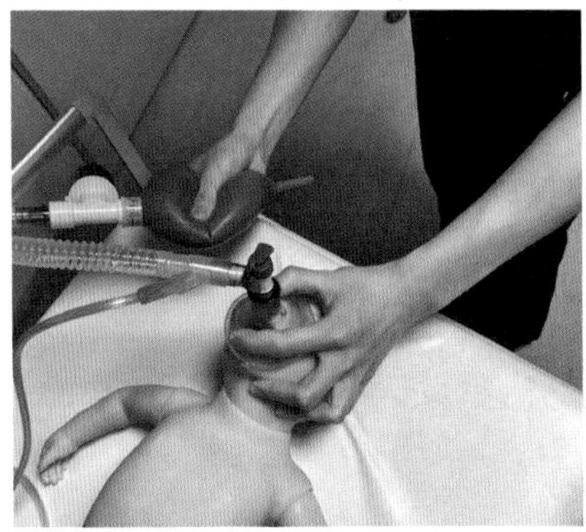

無呼吸または呼吸がまったく不十分な児に対する人工呼吸において，呼気時にも気道内圧をゼロにしない

CPAP

Continuous Positive Airway Pressure(持続陽圧呼吸療法)

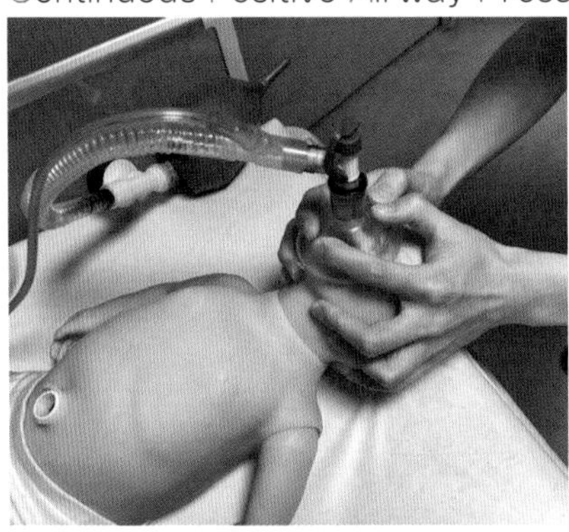

呼吸も心拍も十分だが，努力呼吸とチアノーゼを認める児に対する支援

ステップ3

次第に加圧時の胸郭上昇が認識できるようになれば，「胸郭が上昇する最小の吸気圧」をかけて肺損傷を防ぐことを意識し，日本では1分間に40～60回の頻度で換気します．

なお，このような3ステップを意識しなければならないのは出生直後だけです．ステップ1が“支援”の人工呼吸，ステップ2の移行期を経て，ステップ3は“蘇生”の人工呼吸ということもできます．生まれてから一度子宮外環境に適応した赤ちゃんに対して人工呼吸を開始する際，ステップ1は不要であり，最初から「胸郭が上昇する最小の吸気圧」をかければよいのです．

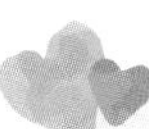

3つのステップによって最適な吸気圧・吸気時間が変化する

まとめると，出生直後の赤ちゃんに対する人工呼吸は，ステップによって最適な吸気圧・吸気時間が変化します．

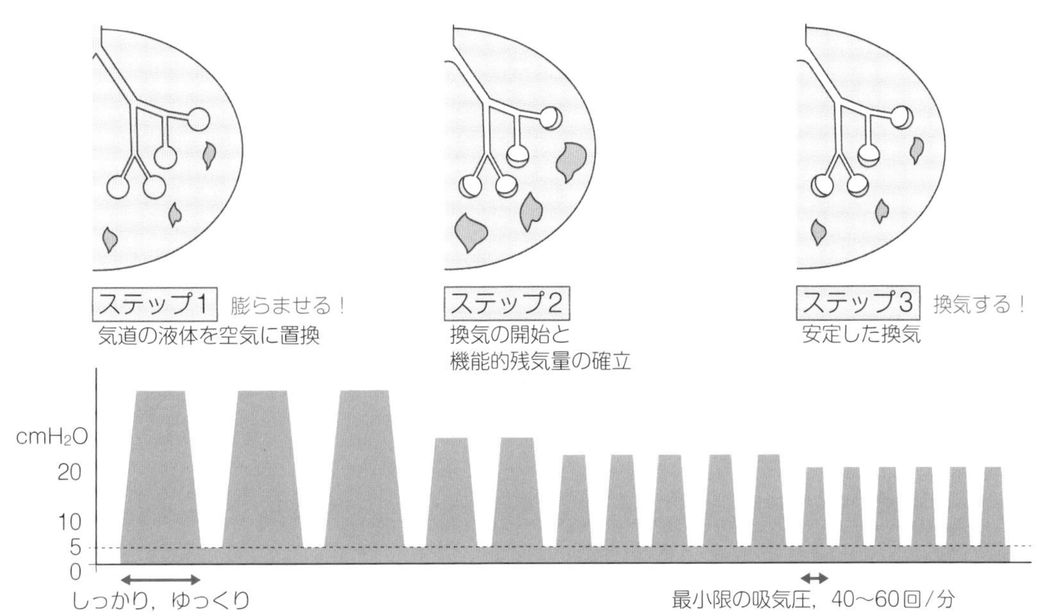

必要な吸気圧や吸気時間，そして1つのステップに要する時間は赤ちゃんの状況によって異なります．吸気圧は20〜30 cmH_2Oで「開始する」のであって，ずっとその圧をかけ続けるわけではありません．ステップ1ではそれ以上の圧が必要な場合もありますし，速やかに圧を下げることができる赤ちゃんもいます．重要なのは一定の吸気圧を保つことではなく，刻一刻と変化する目の前の赤ちゃんの状態に対して，常に有効な人工呼吸を実施することです．徐脈が改善せず加圧時に胸郭上昇も確認できない場合は，もう少し高い圧を，ゆっくりかける必要があるかもしれません．逆に心拍数が安定して，胸郭上昇も十分に得られているならば，そのときのマノメータの値がいくつでも吸気圧を下げることを検討します．普段使用する蘇生バッグを使って，吸気圧や吸気時間を調整できるように訓練しておきましょう．

	自己膨張式バッグ	流量膨張式バッグ	Tピース
最大吸気圧	バッグの揉み方次第 最大吸気圧は 安全弁による上限あり	流量・逃がし弁・ バッグの揉み方で決まる	本体で設定する
吸気時間			塞いだ時間
PEEP圧	PEEPはかからないが 特殊弁を装着すれば可能	流量と逃がし弁で調整 いくらでも高圧になる	PEEP弁で調整する 設定圧でほぼ固定

蘇生人形を使用した実習と実際の人工呼吸の違いを知っておきましょう

私たちは，新生児蘇生人形を使用してバッグ・マスク換気の練習をします．しかし，実際に出生直後の赤ちゃんに対して行う手技と比べると，いくつかの違いがあります．

1．人形では気道閉塞や肺疾患が再現されません

実際の赤ちゃんに対してバッグ・マスク換気を行う際に，最も大きな問題になる気道閉塞が，ほとんどの人形では再現されません．もちろん分泌物もなければ，筋緊張が低下すると気道が塞がってしまうような舌もありません．マスクが人形の顔に密着さえしていれば簡単に胸郭は上昇してしまうのです．

さらに実際の赤ちゃんは，気道確保が困難になる先天異常を合併しているかもしれません．また胎便吸引症候群や肺炎などの肺疾患を合併している場合，十分な換気を得るために必要な吸気圧や吸気時間も異なるでしょう．人形はあくまでも“正常な解剖学的構造をもち，肺疾患もない”モデルであり，病的な状態における対応を学ぶことは難しいです．

2．人形ではステップ3の感覚しか知ることができません

実際の赤ちゃんにおけるステップ1から3への変化を人形では再現することはできません．特に実際の赤ちゃんに対するステップ1の“肺を膨らませる”過程では，手技が成功していても胸郭上昇はわかりにくいです．

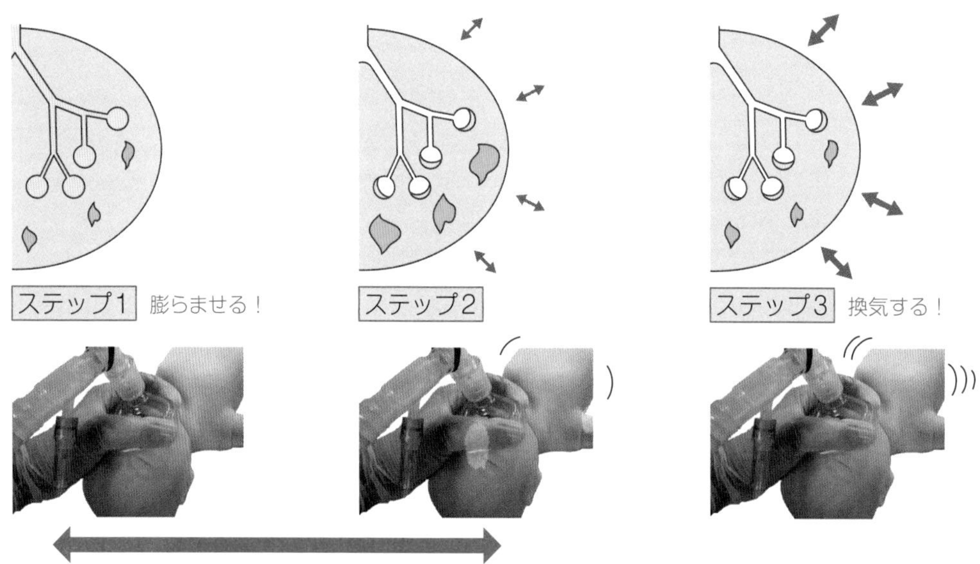

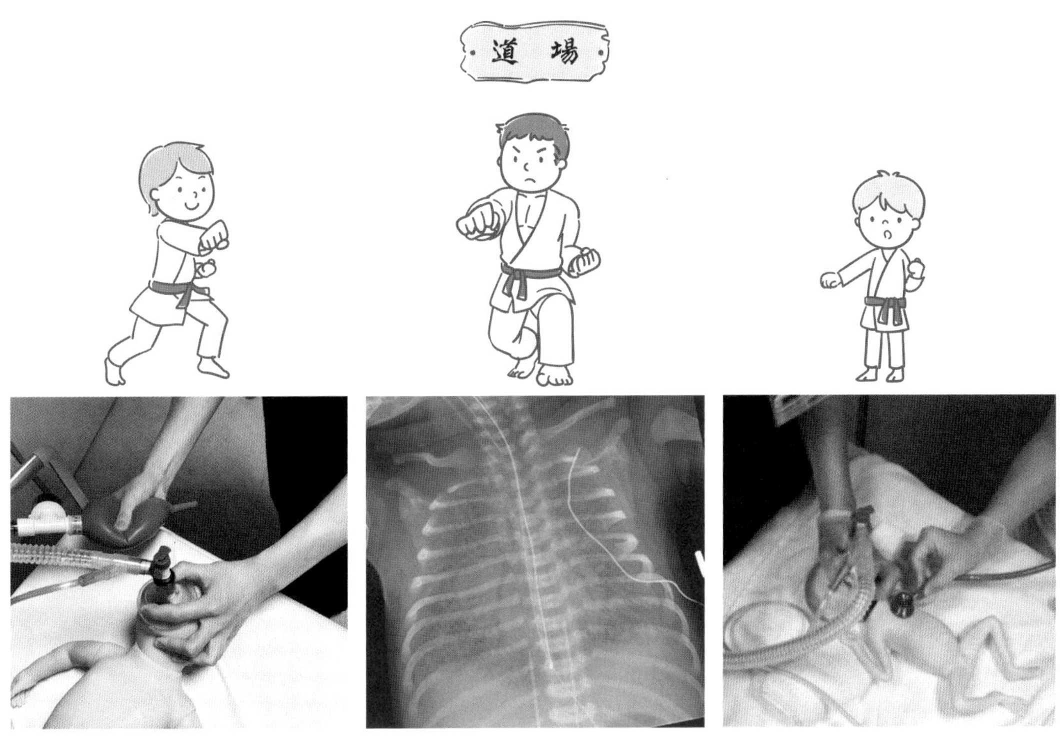

蘇生人形を使用して行うバッグ・マスク換気の練習は，空手の「型」に例えることができます．基本的な技術を身に付けておくことはとても重要です．でも実際の戦いになれば屈強な相手もいるでしょうし（例えば容易に換気ができないような気道狭窄や肺疾患），少し力を入れただけで折れてしまうような脆い相手もいるでしょう（超低出生体重児）．蘇生人形を相手に習得した手技が，さまざまな状況が起こり得る臨床現場で100％成功する保証はありません．特に気道閉塞の問題については，どれだけ工夫しても開通しないことがあります．実際の赤ちゃんにバッグ・マスク換気が100％成功する保証がないからこそ，成功・不成功を判断できる方法と，不成功を成功に導くための備えが必要です．

Column

人形の胸を上がりにくくしてみましょう

普段使用している蘇生人形の口の中に，ゴム手袋を詰めてみてください．加圧したときの胸の上がりの悪さは，ステップ1における状況に近くなるでしょう．いっそのこと加圧しても決して胸が上がることのない，「普通の人形」でバッグ・マスク換気を練習してみてください．ステップ1におけるInflationはこんな感じです．「しっかり，ゆっくり」と膨らませる感覚を覚えるために有効だと思います．

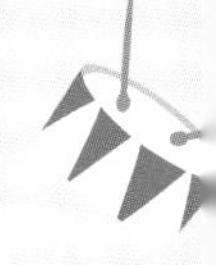

提案その3 あなたの人工呼吸を成功に導く2人の名コーチは側にいますよ

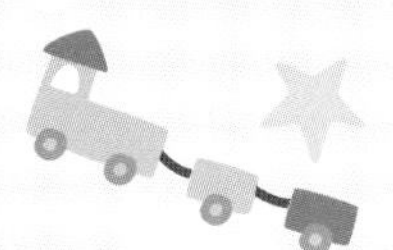
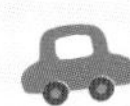
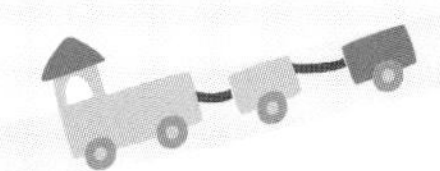

ここからは人工呼吸の実践編です．物語風に提示しましたので，皆さんは北野さんの立場になったつもりで読んでみてください．

2019年入職，京都府出身
助産師2年目の期待のホープ
まじめで勉強熱心，甘い物が大好き
妄想癖がある

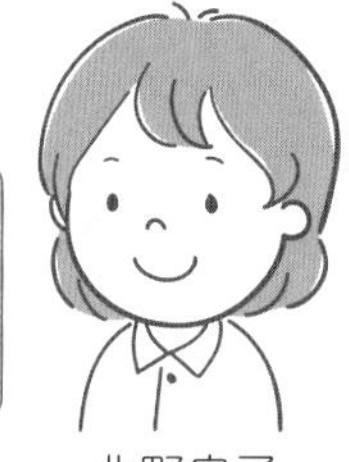

北野良子
（きたの よしこ）

物語：ある満月の夜

私は北野良子．毎年500例のお産を扱う産婦人科開業医に勤務する助産師です．卒業後すぐに就職し，ちょうど1年が経ちました．たくさんの出産の瞬間に立ち会い，新しい命が生まれることの素晴らしさに感動するとともに，責任の大きさも感じています．

今日は塩津さん，赤毛さんと一緒に夜勤入りなので心強いです．陣痛が始まった妊婦さんが3名いますが，みんな朝までには生まれるかな．だって今夜は満月ですから．

塩津さんのPHSが鳴りました．病棟で面会患者さんが倒れたらしいです．

塩津さんと赤毛さんはその対応に向かいました．私はナースステーションで待機です．

今度はナースステーションの電話が鳴りました…当直医師からです．

「北野さん？ 今から緊急帝王切開になるから！ 急いで，急いで準備して！」

いつも冷静な医師の声が震えていました．

30歳の初産婦さん，現在妊娠38週．昨日から胎動減少を自覚して夜間外来を受診したところ，遷延性の胎児徐脈を認めたそうです．

塩津さんから連絡が来ました．

「私と赤毛さんはまだ手が離せんの．帝王切開のほう，お願いできる!? 北野さんは早く手術室に入って準備をしちょって！」

「は，はい．わかりました．塩津さんたちも後から来てくれますよね」

まさか自分1人で赤ちゃんの蘇生を担当することになるなんて….

でも今までにも何度も赤ちゃんの心音が落ちたことはあったし….

さんざん心配しても，結局赤ちゃんは元気に泣いてくれたし….

きっと塩津さんたちも来てくれるはずだし….

手術室に入室．直前の赤ちゃんの心拍は毎分60回でした．緊張が走ります．

とにかく私は蘇生に備えて準備をすることにしました．

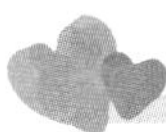

赤ちゃんが生まれる直前にまず確認すること

出生直前にまず確実に確認することは，人工呼吸を開始する際に，“少なくとも数回続けてしっかり，ゆっくり加圧できるように”蘇生バッグを調整します．これは“換気する”ことよりも，“膨らませる”ことを目的とした準備です．実際にはマスクを完全に塞いだ状態で，20〜30 cmH_2O を1回1秒かけて加圧し，続けて次の加圧ができることを確認します．特に流量膨張式バッグにおいては，流量が不十分であったり，逃がし弁が大きく開いていたりすると，最初の1回をしっかり加圧することはできても，バッグが膨らんで次の加圧ができるようになるまでに時間がかかってしまいます．

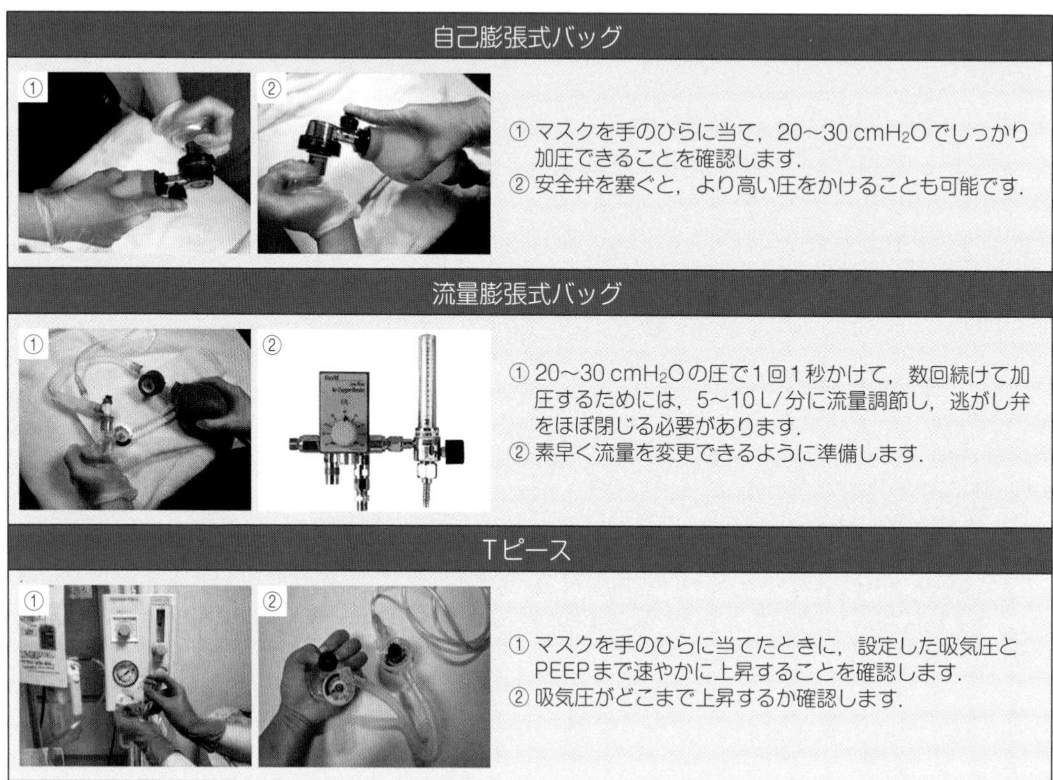

自己膨張式バッグ
①
②
① マスクを手のひらに当て，20〜30 cmH2Oでしっかり加圧できることを確認します．
② 安全弁を塞ぐと，より高い圧をかけることも可能です．
流量膨張式バッグ
①
②
① 20〜30 cmH2Oの圧で1回1秒かけて，数回続けて加圧するためには，5〜10 L/分に流量調節し，逃がし弁をほぼ閉じる必要があります．
② 素早く流量を変更できるように準備します．
Tピース
①
②
① マスクを手のひらに当てたときに，設定した吸気圧とPEEPまで速やかに上昇することを確認します．
② 吸気圧がどこまで上昇するか確認します．

出生直後の人工呼吸においては，最適な吸気圧や吸気時間が刻一刻と変化し，次第により低い吸気圧・短い吸気時間で換気できるようになります．調整方法は使用する蘇生バッグによって異なりますので確認しておきましょう．

初期処置はあくまでも本番（人工呼吸）に向けた準備体操！

人工呼吸の準備が万全になれば次は初期処置に備えます．これから生まれる赤ちゃんがぐったりとしていて，蘇生が必要であることはすぐにわかるでしょう．そんな場合に反射的に開始する「初期処置」は，気道を開通させながら，人工呼吸が必要かどうかを見極めるためのステップです．処置中に体温が下がらないように，リネンなど赤ちゃんに触れるものすべてを温めておきます．

1. リネンで赤ちゃんの顔と全身の羊水を拭き取り，
2. 気道開通体位（スニッフィングポジション）に整え，
3. 必要ならば口，鼻の順に素早く吸引をします．
4. さらに背中や足底を刺激して呼吸を促します．

一連の行動を条件反射のように，スムーズにできるように備えましょう．これらの処置に対しても十分な呼吸が出現しない，もしくは心拍数が毎分100回未満の場合は，二次性無呼吸の状態と考えられ，できるだけ早く人工呼吸を開始します．二次性無呼吸の赤ちゃんは，初期処置中もどんどん低酸素症が進行していることを忘れずに！

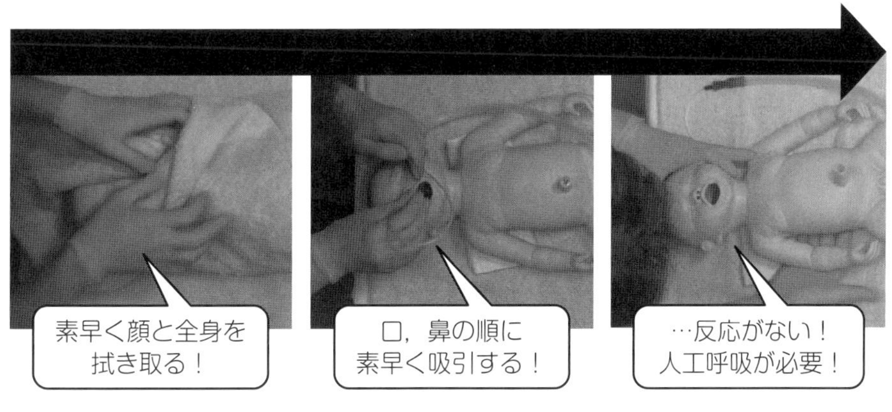

素早く顔と全身を
拭き取る！
口，鼻の順に
素早く吸引する！
…反応がない！
人工呼吸が必要！

Column

濡れたリネン

初期処置において赤ちゃんの体温低下を防ぐために「濡れたリネンを取り除く」ことが勧められますが，この処置に時間がかかりそうであれば後回しで結構です．人工呼吸の必要性を見極めて，開始することが最優先です．

物語の続き：北野さんの妄想と覚悟の瞬間

いつもの帝王切開とは明らかにスピードが違います．お母さんは気管挿管され，全身麻酔であっという間に赤ちゃんは取り出されました．

全身の皮膚は真っ白．手足はだらりと下がっている．
今まで見てきた赤ちゃんとは全然，ぜんぜん違う．生命力が感じられません．
全身の羊水を拭き取ってもピクリとも反応しません．

そうだ，これは…人工呼吸を始めなきゃいけない状況かもしれないわ！

そういえば1人で人工呼吸をするのははじめてだわ．
3ヵ月前に人工呼吸をしたときは，赤毛さんも塩津さんも一緒でした．

2人がこの場にいて，私の人工呼吸をコーチしてくれたら…

そんなことを考えながら，口鼻を吸引して，背中を刺激して…，
…それでも赤ちゃんはまったく反応する様子がありません．

もうすぐ生後30秒…勇気を出してバッグ・マスク換気を開始しました．

2005年入職，島根県出身
興奮すると方言が出る
熱血漢で仕事中に少し気を抜くとすぐに顔色を変えて叱咤してくれる

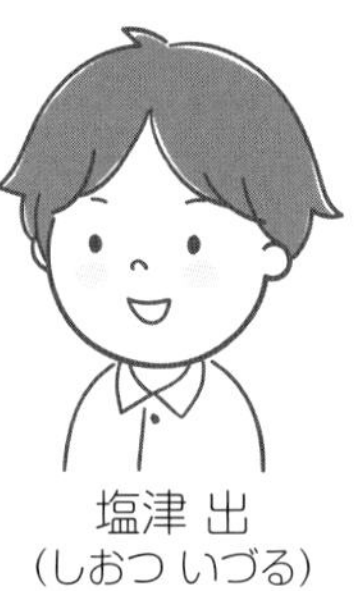

塩津 出
（しおつ いづる）

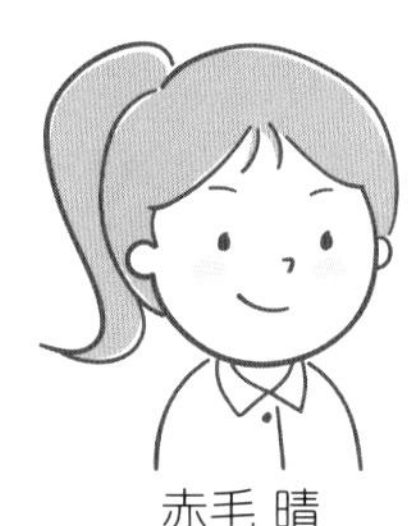

赤毛 晴
（あかげ はる）

2015年入職，大阪府出身
標準語を話す
誰よりも素早く冷静かつ正確
絶えず励ましてくれる
粘着質な性格がたまにきず

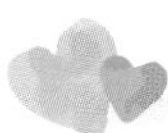

人工呼吸を速やかに開始したら，次はその成功を全力で確認する

普段あまり新生児蘇生をする機会のない施設で，術者も介助者も久しぶりの処置に緊張しながら気管挿管を終えたら，その後にどうしますか？「気管挿管が成功しているか？ 食道挿管になっていないか？」とその場にいる全員で確認するでしょう．食道挿管や片肺挿管に気づかないまま蘇生を続けても赤ちゃんは助かりませんから．

気管挿管をした後は…　　全員で，全力で位置確認！

人工呼吸も気管挿管と同じです．いくら素早く開始しても，それが成功していなければ赤ちゃんの回復は見込めません．不成功の人工呼吸のまま胸骨圧迫に進んでも助からないでしょう．人工呼吸を開始したら，その場にいる全員で，全力でそれが成功しているかどうかを確認してください．人工呼吸さえ成功すればかなりの確率で赤ちゃんは助かり，逆に不成功ならば助からないわけですから，それは当然のことです．

バッグ・マスク換気も同じ　　全員で，全力で成功を確認！

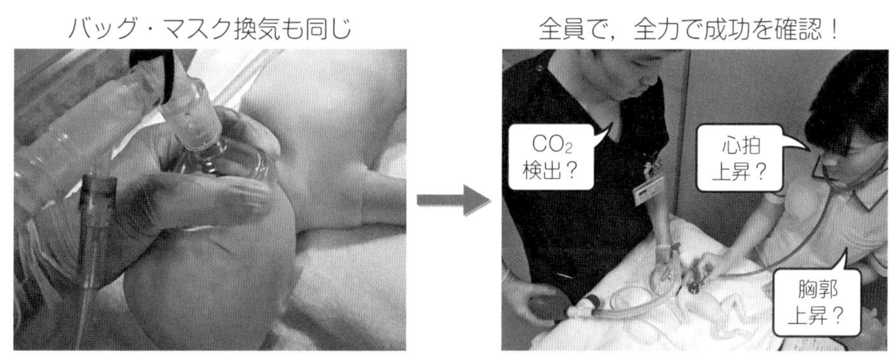

人工呼吸の成功は以下の３つの徴候から確認します．

1. 心拍数の上昇
2. 呼気中の二酸化炭素の出現

（3. 加圧時の胸郭上昇）

物語の続き：北野さんの妄想は続く.「側に2人がいてコーチしてくれたら…」

人工呼吸を開始しました. 1回…, 2回…,
しっかり, ゆっくり加圧しているつもりですが, 赤ちゃんは反応しません.
赤ちゃんの胸も…全然上がっているように見えない.
私の人工呼吸は成功しているの?
このまま私が人工呼吸を続けて大丈夫?
塩津さんと赤毛さんはまだ到着しないかしら…もしもここにいてくれたなら….

赤毛「私たち2人がいるから大丈夫. 冷静に判断できるようにサポートするから安心してね.
…ほら, わかる? 徐脈でしょう? あなたの判断は間違ってない. この赤ちゃんは人工呼吸が必要だわ. だから, 自信をもって始めるのよ」

塩津「集中しちょる? しっかり, ゆっくりやるんよ. …うん, ええ感じよ!」

赤毛「そう! いいわ! …わかる? 赤ちゃんの心拍数が上がってる. あなたの人工呼吸は間違いなく成功しているわ」

塩津「安心せんで, まだ自発呼吸は出ちょらんから. 1呼吸1呼吸集中すんのよ.
…その加圧ええわ. …次の加圧もええわ, ええやないの」

赤毛「いいわ! 聴診してみて. …わかった? 赤ちゃんの心拍数は100を超えたわ. ゴールまであと少しよ, あなたは本当に素晴らしい」

塩津「でもまだ自発呼吸は不十分だから, 油断せんで! ほら, 気づいちょる? 手技が雑になってきちょる. 気道は開通しとる? 圧が足らんのじゃない?
…ええわ. …ええよ. その調子で, 1呼吸1呼吸, 最後まで集中して」

こんな感じで私をサポートしてくれると思う.
ああ, 側に2人がいてコーチしてくれたら….

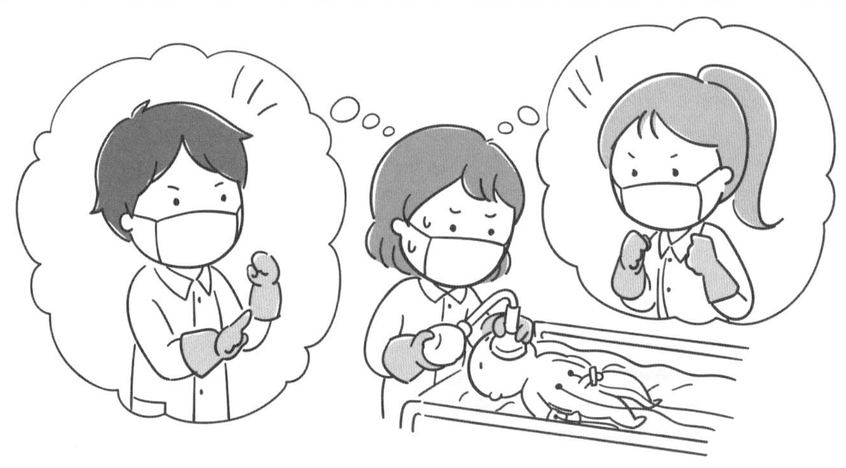

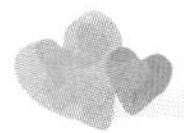

人工呼吸開始後は心拍数の変化に注目！

出生直後の“赤ちゃんの肺を膨らませる”過程においては，加圧時の胸郭上昇はとてもわかりにくいです．特にバッグ・マスク換気を実施している，赤ちゃんの頭側に立っている視点からは，胸郭上昇の評価は難しいといわれています．でもはっきり胸郭上昇を認識できなくとも，赤ちゃんのバイタルサインが改善することをよく経験します．

バイタルサインの中で最も早く反応するのは心拍数です．人工呼吸が成功すれば，まず赤ちゃんの心拍数が上昇し，その後に，酸素飽和度が上昇したり，筋緊張が改善したり，自発呼吸が出現したりするでしょう．赤ちゃんの心機能が大きく低下していなければ，心拍数の上昇はほんの数回の加圧で得られることも多いです．

勇気を出してバッグ・マスク換気を開始した後に，心拍数が上昇していることがわかれば，間違いなく成功しています．自信をもって続けましょう．

…でも緊張した状況で，「心拍数が上がっている！」と断言することは難しいですよね．

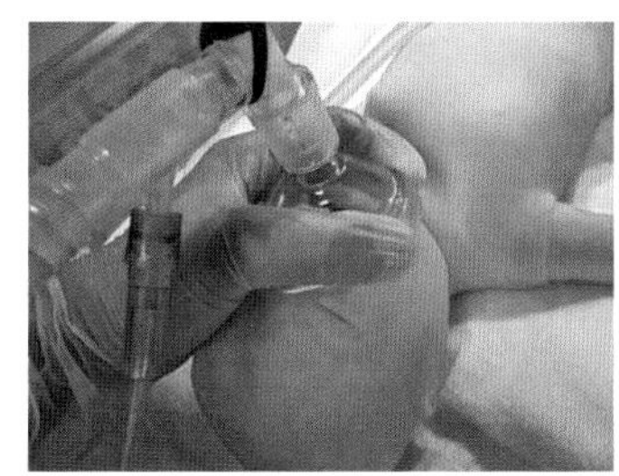

勇気を出して
人工呼吸開始！

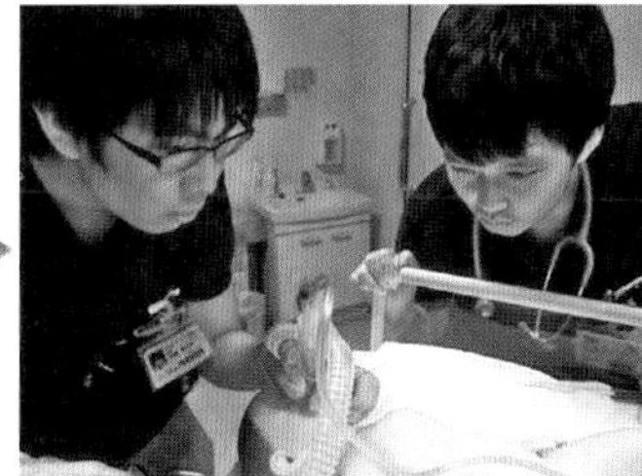

胸は上がっているように
見えなくても…

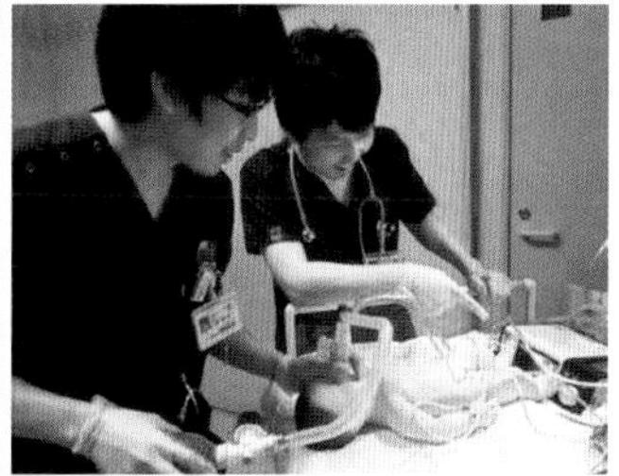

心拍数が上がっていれば
間違いなく成功！！

Column

人工呼吸だけで回復する赤ちゃんは15秒で結果がわかる？

提案その2（p.24）では「肺水が吸収される過程には3つのステップがある」ことを説明しました．1つ目の「太い気道にある水分が間質に流れていく」ステップが成功するだけで，徐脈が著明に改善することをよく経験します．この心拍数の反応は，肺胞が空気で満たされ，間質に水分が移動することによって刺激される反射的なものと理解されています．逆に人工呼吸で胸郭がしっかり上がっても心拍がすぐに改善しない場合は，相当低酸素症が進行していると予想されます．

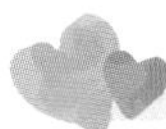

名コーチはあなたの側にいますよ！

人工呼吸を開始した後に気道の水分がある程度なくなり，換気が可能になると，呼気中に二酸化炭素が検出されるはずです．出生直後の呼気中二酸化炭素濃度は，肺の含気量に比例することがさまざまな研究から示されています．呼気中の二酸化炭素濃度の上昇は，ステップ1からステップ2，ステップ3に移行し，バッグ・マスク換気が成功していることを示す非常に有効な指標になります．

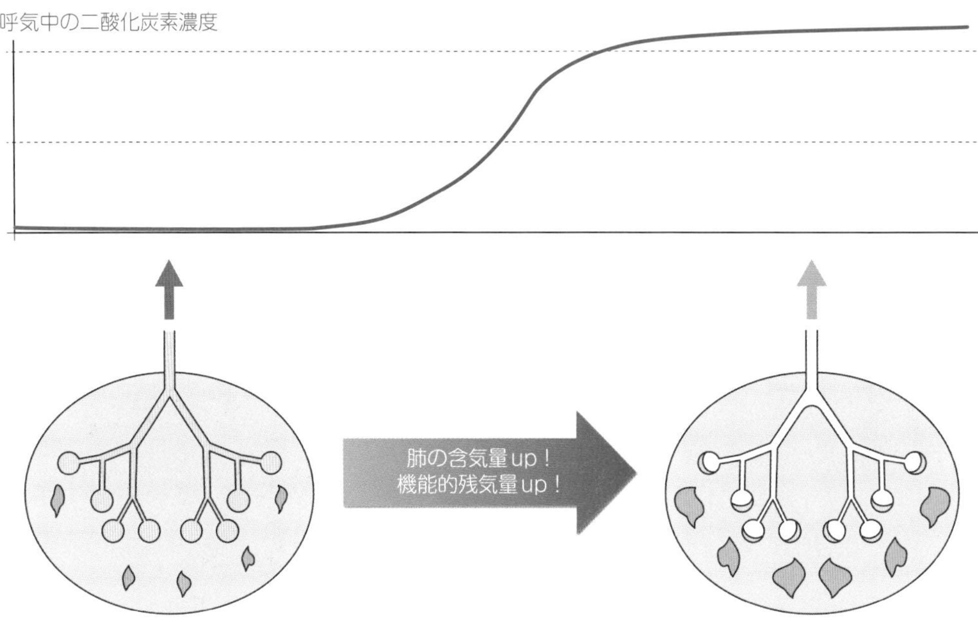

…でも呼気中の二酸化炭素濃度なんてどうやって測定すればよいのでしょう？
実は身近にある簡単なセンサーで計測可能なのです．

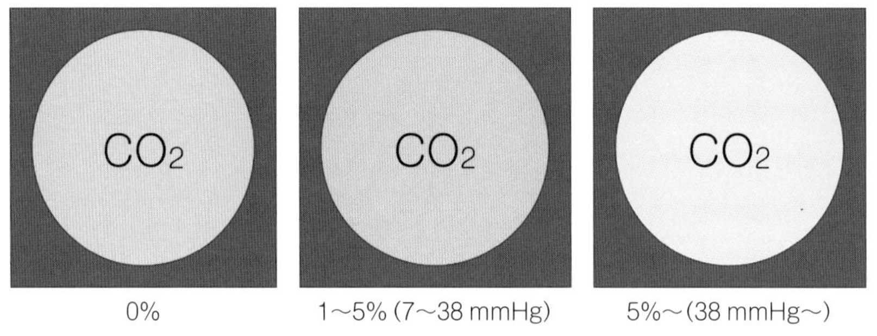

0%　1～5% (7～38 mmHg)　5%～(38 mmHg～)

もうお気づきでしょうか．赤毛さん (心電図)，塩津さん (CO_2 センサー) はあなたの蘇生をしっかりガイドしてくれます．

心電図は蘇生において最も重要な情報を正確に，迅速に，連続的に教えてくれる

心拍数は新生児蘇生において最も重要な情報です．正確な心拍数の情報を得ることができれば，そのときに必要な蘇生処置やその有効性がわかります．

●心電図は慌てた人の感覚よりも正確

蘇生開始後は，正確な心拍数の情報を知りたいです．しかし緊迫した状況で，聴診や触診によって評価する心拍数の信頼度は低いです．しかも聴診や触診では，調べた人にしか心拍数の情報は得られません．心電図は，そんな人の曖昧な感覚を補うことができるモニターであり，蘇生チーム全員に赤ちゃんの心拍数を正確に示してくれます．

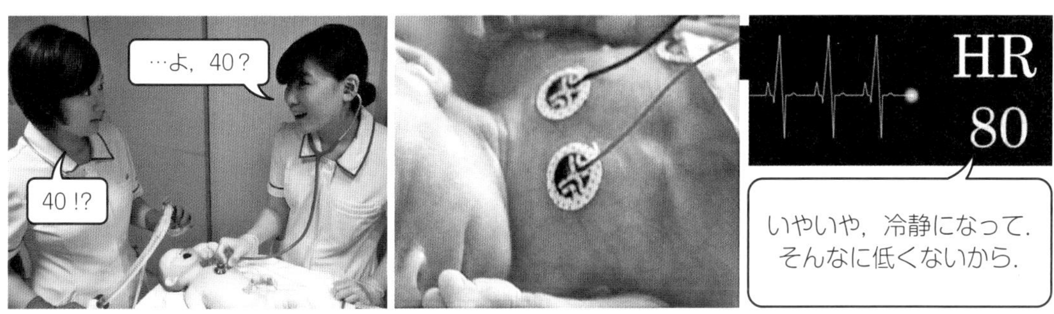

●心電図はパルスオキシメータよりも早く表示する

パルスオキシメータも曖昧な人の感覚を補うことができるモニターであり，赤ちゃんの心拍数や酸素飽和度について，客観的・連続的な情報を示してくれます．しかしパルスオキシメータは装着してから数値が表示されるまでに時間がかかります．しかも赤ちゃんの状態が悪く，少しでも早く心拍数を知りたいときにこそ，なかなか数値を表示してくれません．さらに具合が悪いことに，パルスオキシメータは実際よりも高い心拍数を示すことがあります．パルスオキシメータによって心拍数が過大評価されてしまうために，必要な蘇生処置が実施されない恐れがあるのです．心電図はパルスオキシメータよりも圧倒的に早く心拍数を表示します．また循環状態が悪く脈波を検知しにくい赤ちゃんでも，パルスオキシメータよりは心拍数を表示してくれる可能性が高いです．

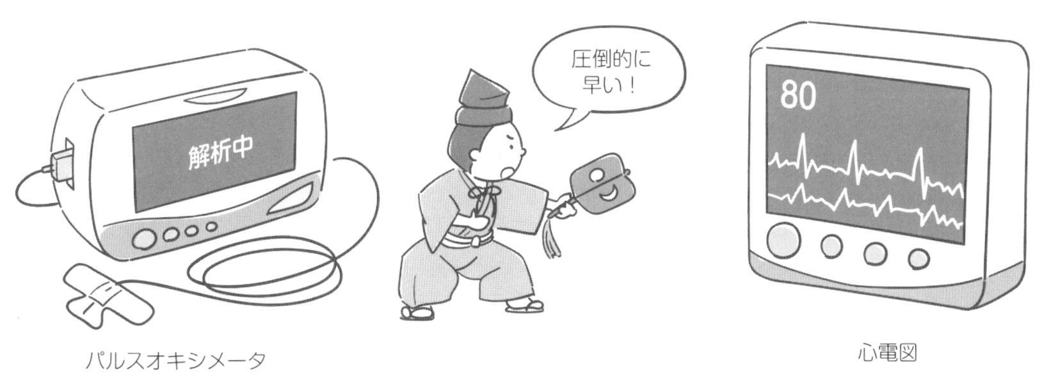

●心電図は連続的な情報をくれる

心電図の示す情報は連続的です．つまり蘇生や支援が成功して心拍数が上昇傾向にあるのかどうかをリアルタイムに示してくれます．人工呼吸を開始してから30秒間待たなくても，心拍数が上がってきていれば手技の成功を確信することができます．逆に心拍数が上昇傾向になければ，人工呼吸が成功していない可能性を考えて手技を見直すことができます．

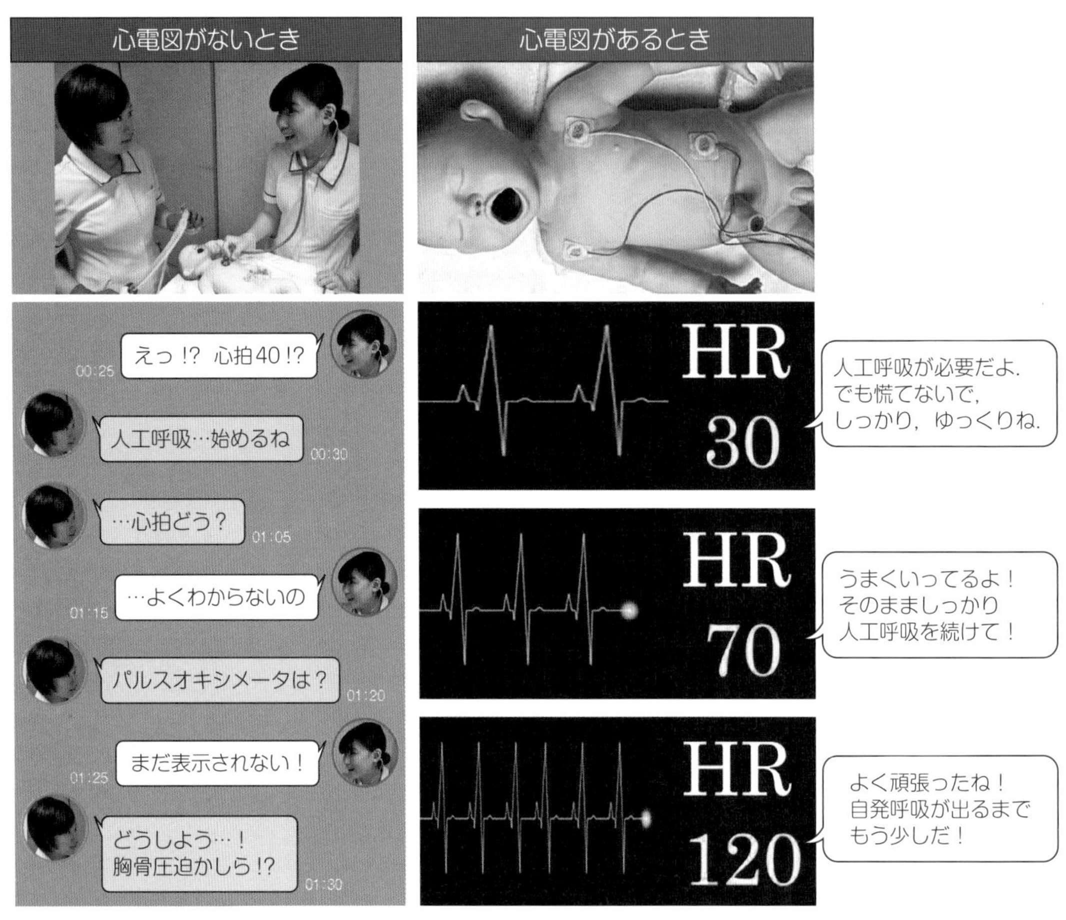

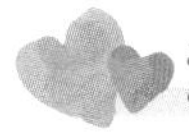

注意！ 心電図にも弱点がある

●胎脂が電極装着を妨げる

赤ちゃんに大量の胎脂が付着していると，心電図電極をうまく装着できません．初期処置において，電極を貼る部分を濡れたガーゼでしっかり拭き取りましょう．

●PEAの可能性を考えなければいけません

心電図が波形を表示していても，心臓から血液が拍出されていない状態を無脈性電気活動（PEA：Pulseless Electrical Activity）といいます．つまり心電図が毎分60回以上を示していても，赤ちゃんに反応がなく，聴診や触診で心拍・脈拍を確認できなければ，心停止として対応しなければいけません（提案その5：p.70で詳しく説明します）．

●早産児に使用する場合は要注意

皮膚が脆弱な早産児は電極付着部位の皮膚損傷を合併する恐れがあります．また処置中の低体温防止のために，出生直後に体全体をラップで覆うことがありますが，そうすると心電図電極を貼ることができなくなります．心電図を使用する場合には，体温保持のための工夫が必要です．

Column

心電図が赤ちゃんの予後を改善する？

「心電図が赤ちゃんの予後を改善する」ことを証明するには，心電図があるときとないときの予後を比較する必要がありますが，新生児蘇生において常に心電図を使用している方にとっては，それがない状況をもはや想像できないのではないでしょうか．いくつか研究を紹介します．

・Katheria A：A pilot randomized controlled trial of EKG for neonatal resuscitation. PLOS One, 12：e0187730, 2017.

平均28～29週の早産児40例の立会いにおいて，心電図画面が見える状況（20例）と見えない状況（20例）を比較しました．見える状況ではチームはより早く心拍数情報を得ることができました（66秒 vs 114秒）．人工呼吸を開始した時間は見える状況のほうが早かった（77秒 vs 106秒）ですが有意差はありませんでした．

・Shah BA：Impact of electronic cardiac (ECG) monitoring on delivery room resuscitation and neonatal outcomes. Resuscitation, 143：10-16, 2019.

心電図を使用していなかった2015年以前と，使用し始めた2017年以降において，人工呼吸を必要とした蘇生立会い632件（心電図なし263件，心電図あり369件）における行動を検討しました．心電図なしの場合，気管挿管実施が有意に多く（48% vs 36%，$p<0.005$），5分後アプガースコアは有意に低かった（6 vs 7，$p<0.05$）ですが，死亡率に有意差はありませんでした．

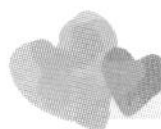

CO_2センサーは人工呼吸の成功を素早く示してくれる

●食道挿管発見器

CO_2センサーは，食道挿管を発見するための器具としての有用性は確立しています．口から挿入したチューブの先端が気管内にあれば，呼気のたびに二酸化炭素が検出され膜は紫から黄に変化するはずです．先端が食道内であれば，二酸化炭素が連続的に検出されることはありません．

●呼気中の二酸化炭素は肺換気開始の指標となる

提案その3（p.28-29参照）では，出生直後の肺水吸収の過程には3つのステップがあり，人工呼吸もこのことを意識して吸気圧・吸気時間を調整する必要があると説明しました．ステップ1の段階では呼気中に二酸化炭素は出現しません．呼気中の二酸化炭素が検出されるということは，順調に肺水がなくなってステップ2以降に進んでいることの証明になります．これはバッグ・マスク換気でも，出生後すぐに気管挿管をする場合でも，“支援”が有効であることを示す重要な徴候になります．

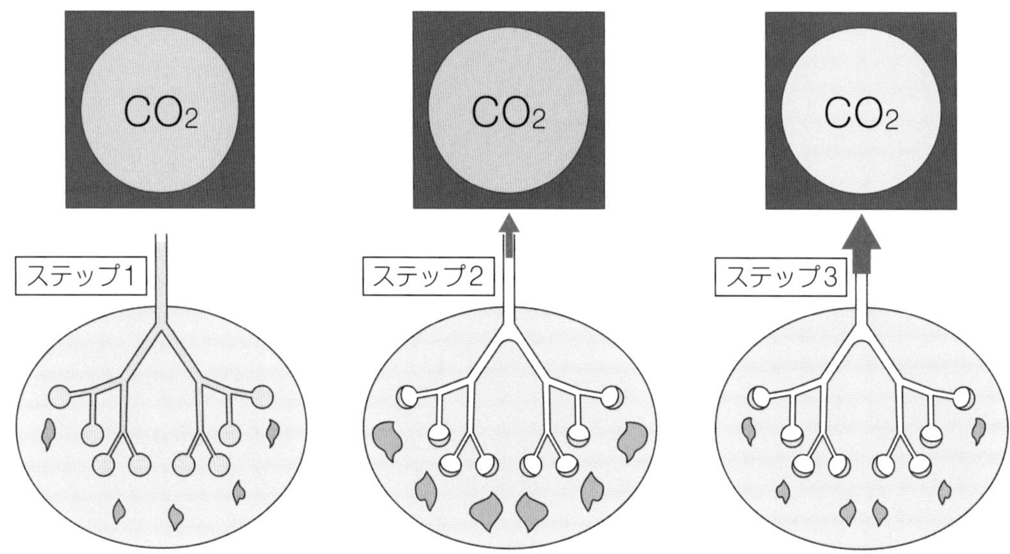

Column

上級者のCO_2センサーの使い方

臨床経験が豊富な上級者は，気管挿管時にチューブが声帯の間を通る様子を視認できるため，気管挿管成功確認のためにCO_2センサーを使用する意義は小さいです．重症のRDS，肺低形成，胎児水腫など，子宮外環境にて肺呼吸が確立することが非常に困難で特殊対応が必要な場合（提案その1：p.7参照），気管挿管成功を前提としたCO_2センサーの変化は，必要な“支援”が十分に届いていることを示すよい兆候となります．数回のInflationの後に膜がふわっと，緑～黄色に変化することは，子宮外での生活開始を知らせるサインです！

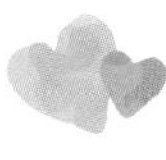

CO_2 センサーは人工呼吸が成功し続けていることを絶えず示してくれる

出生直後の赤ちゃんに対してバッグ・マスク換気が必要な場合には，それを素早く開始するだけでなく成功させなければいけません．またいったん成功してうまく換気ができたとしても，その有効な換気を継続しなければいけません．

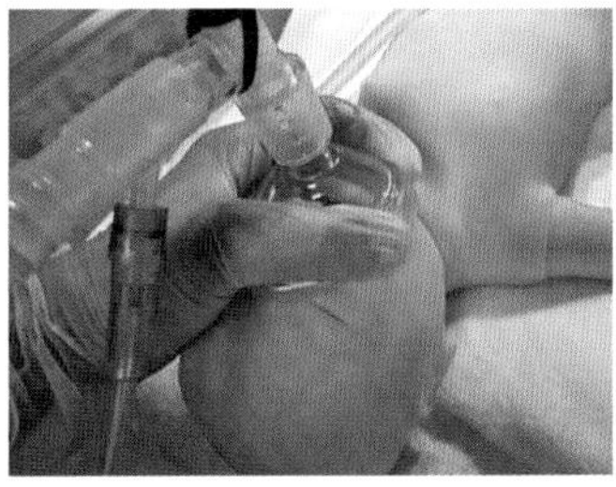

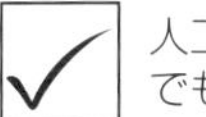
人工呼吸を開始！
でもここからが大変！

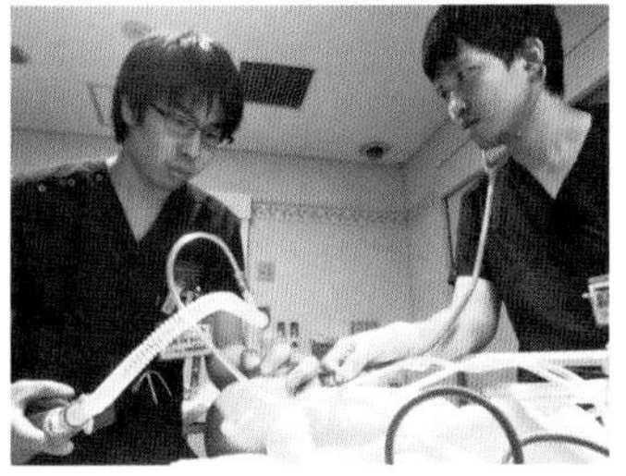

心拍は上昇している？
胸は上がっている？
少しでも早く成功を目指す！

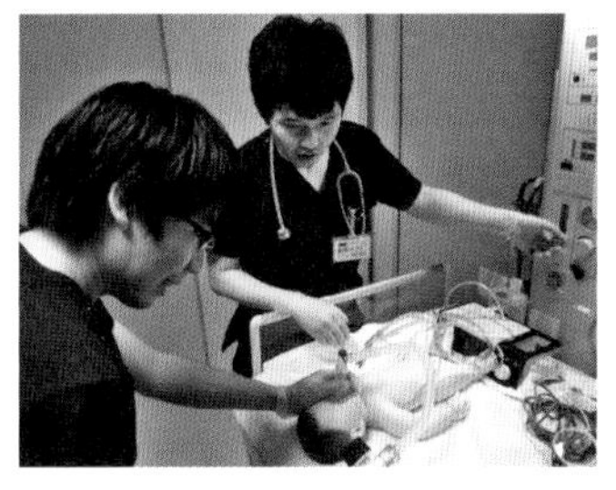

成功した人工呼吸を
継続すること！

ところが実際には，バッグ・マスク換気がいったん成功しても，その後再びマスク密着が甘くなったり気道が閉塞したりして，有効な換気を継続できなくなることが，観察研究から示されています．CO_2 センサーは1呼吸ごとに，それが成功していることを判定してくれます．一度呼気中に二酸化炭素が検出された後に，再び黄色くならなくなったならば，まずは気道閉塞の可能性を考えて対応しましょう．もしも吸気圧を下げたならば，まだもう少し圧が必要なのかもしれません．不成功の換気を続けていると，そのうちに心拍数や酸素飽和度などのバイタルサインも悪化していくでしょう．

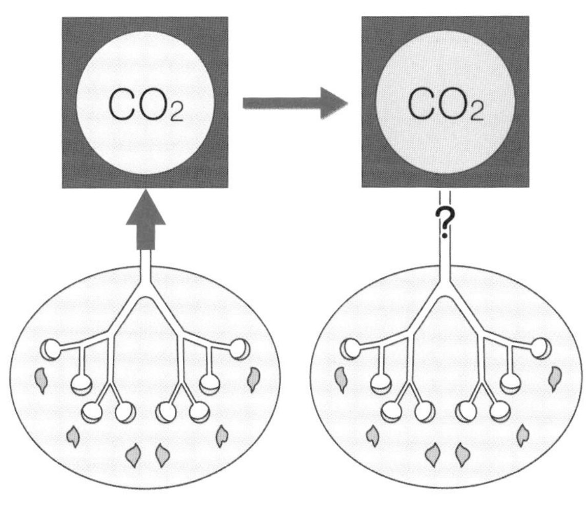

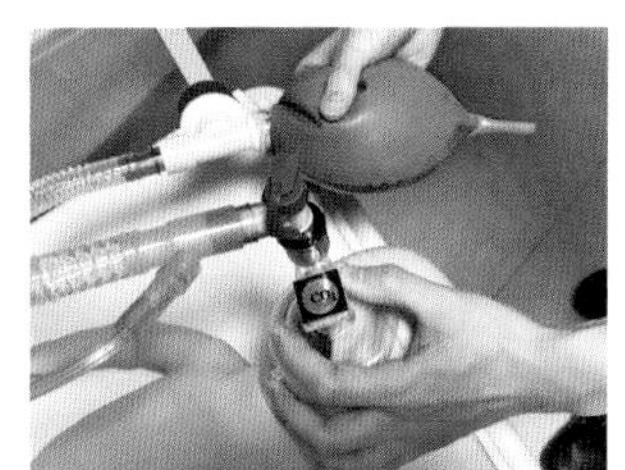

呼気中に二酸化炭素が
検出されなくなったら…
① 気道が閉塞した？
② 換気量が減少した？

気道閉塞がないかどうか確認する．
吸気圧を下げる過程ならばもう一度上げる．

注意！ 換気が成功していてもCO_2センサーが反応しない場合がある

心機能が著しく低下しており，肺血流がほとんどない状況では，例え人工呼吸が成功してステップ3まで移行したとしても，呼気中に十分な二酸化炭素が検出されない場合があります．

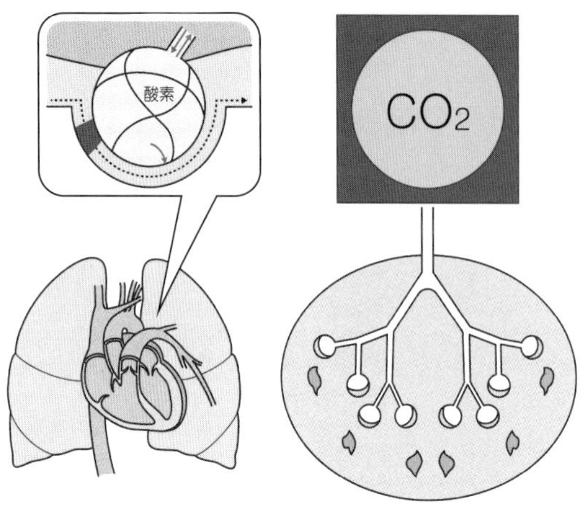

心臓がほとんど動いていなければ，
肺血流が少なくて，
換気が成功していても
二酸化炭素が排出されない！
→ 換気の成功は
胸郭上昇で判断するしかない

逆にいえば，呼気中に二酸化炭素が検出されさえすれば，人工呼吸が成功しているだけではなく，ある程度の肺血流があることも示されます．焦って気管挿管や胸骨圧迫に進む必要はなく，まずは30秒間，信じて今の人工呼吸を継続すればよいでしょう．

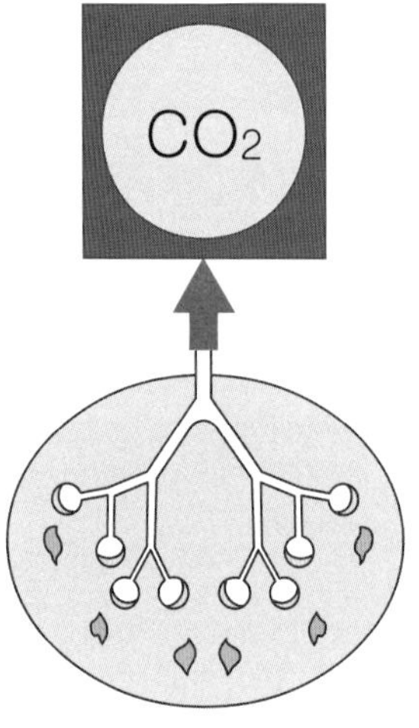

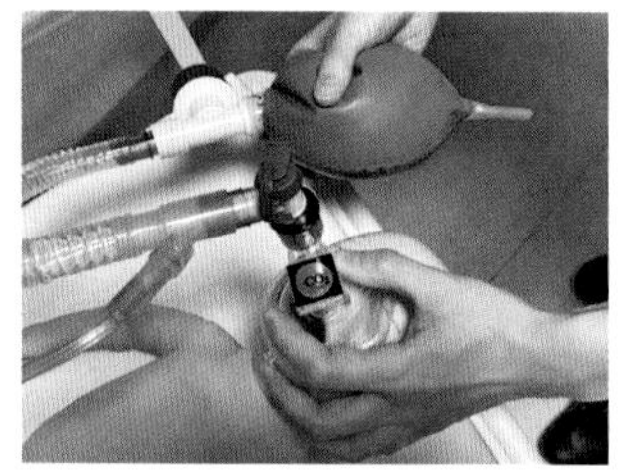

ひとまず呼気中に二酸化炭素が
検出されるということは…
① 気道が開通している
② 肺水除去に成功し，ある程度の換気量がある
③ ある程度の肺血流がある

今の蘇生が十分成功しているということ！
信じて人工呼吸を継続すればよい！

人工呼吸から胸骨圧迫に進む前には，換気が適切か「必ず」確認します．心電図で徐脈が改善したり，CO_2センサーが黄変したりする場合はそもそも胸骨圧迫が必要になる可能性は低く，そのまま有効な人工呼吸を続けましょう．徐脈が改善せず，CO_2センサーも黄変しない場合は，加圧時の胸郭上昇を確認することが胸骨圧迫に進む条件になります．

物語の続き：妄想しながらもしっかり蘇生を行う実際の北野さん

素早く心電図を装着して，人工呼吸を開始しました．

心電図は…毎分30回!? 徐脈ね！
私の判断は間違っていないわ．
この赤ちゃんは人工呼吸が必要ね！

1回…，2回…，しっかり，ゆっくり加圧しています．
もちろんマスクとバッグの間にはCO_2センサーを接続しています．

緑色…二酸化炭素が少し出てきた？
3回…，4回….
うん．確実に黄色くなってきた！

心電図は…毎分70回，上がってる！
私の人工呼吸は間違いなく成功しているわ．
赤ちゃんの胸の上がりははっきりしないけれど，
少しずつ圧を下げて，回数を増やすつもりで．
バッグ…，バッグ….
…よし．…よし，毎回CO_2は検出されている！

心電図は…毎分100回を超えた！
一度聴診してみよう…うん．100以上はありそう．
ゴールまであと少し．私って素晴らしいかも．
でもまだ自発呼吸は不十分ね．人工呼吸を続けよう．
バッグ…，バッグ….
あれ？ 黄色くならなくなった．
気道は開通している？ 圧が足りないのかしら？
…よし．よし．また黄色くなった．
この調子で，1呼吸1呼吸，最後まで集中して．

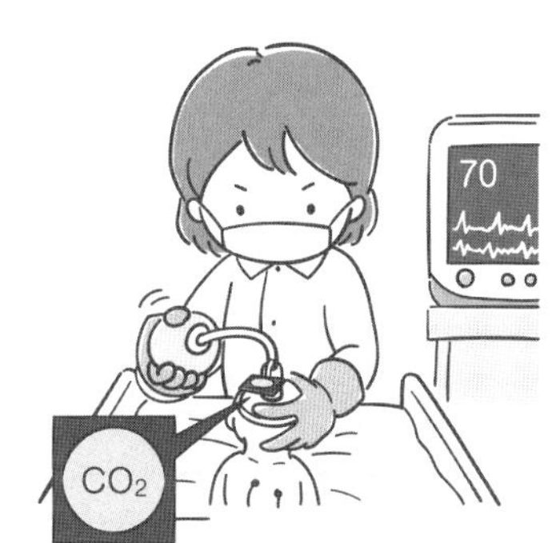

胸も上がるようになってきた．もう少し圧を下げてみよう．

北野さんは蘇生の成功を確信していました．そして30秒後には赤ちゃんは元気よく泣き始めました．塩津さんからは「2年目でそげな蘇生ができて，立派だわぁ」と随分褒められたそうです．

奥義秘伝「1，2，ラリマ」
ラリンゲアルマスクをすべての施設に常備してほしい！

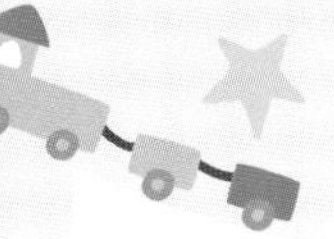
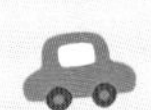
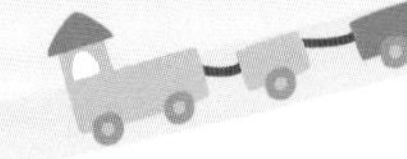
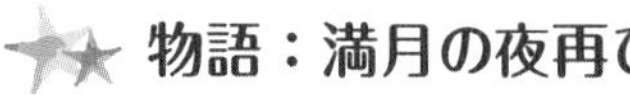

物語：満月の夜再び

今日も塩津さん，赤毛さんと一緒に夜勤です．先日の蘇生からちょうど1ヵ月が経ちました．今夜も満月…，朝まで落ち着いているといいなぁ．

25歳の1回経産婦さん，妊娠41週．夕方から38度の発熱があり，誘発分娩の方針となりました．分娩進行中に何回か胎児心拍が毎分80回まで落ちました．結局吸引分娩で赤ちゃんは生まれました．

推定3,000ｇの男の子は真っ白で手足はダラリとしていました．新生児蘇生の担当は私でしたが，その様子をみてすぐに赤毛さんが助けに来てくれました．赤ちゃんは蘇生台に運ばれ，羊水を拭き取り，背中を刺激されても，まったく反応しません．

赤毛「生後30秒…，北野さん，人工呼吸を開始して．私は心電図を貼るわ」
私　「はい．わかりました」

赤毛「心電図は…毎分30回程度の徐脈ね」
　1回…，2回…，しっかり，ゆっくりと加圧してみます．
赤毛「心電図は…毎分30回から上昇してこないわね」
　3回…，4回…
塩津さんも駆け付けました．
塩津「どげん？ …呼気中の二酸化炭素が検出されとらんね」
赤毛「ええ．心拍数も変わらず毎分30回です」
　バッグ…，バッグ…
塩津「胸郭は…上昇しとるようには見えんね」
赤毛「…ええ，見えませんね」

私　「もうすぐ60秒…きょ，胸骨圧迫ですか？」

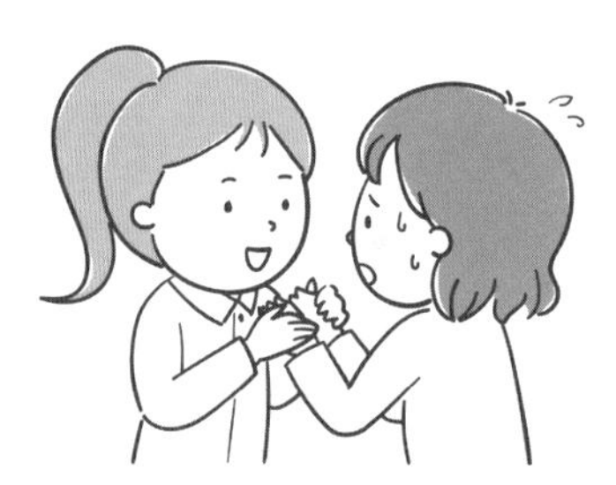

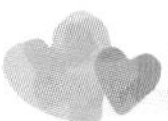

胸骨圧迫に進む前に「必ず」確認しなきゃ！！

心拍数が改善せず，CO_2センサーも反応せず，加圧時に胸郭上昇も確認できない…．その人工呼吸はおそらく成功していません．“支援”と“蘇生”の両方を考えなければならない新生児の蘇生においては，やはり人工呼吸を成功させないまま胸骨圧迫に進むわけにはいきません．そもそも提案その1で述べたように，ほとんどの赤ちゃんは人工呼吸さえ成功すればそれだけで助かるはずです．逆にいうと，最も重要な手技である人工呼吸が成功しないまま胸骨圧迫や薬物投与に進んでも，有効な蘇生とはいえないでしょう．まだ半分海の中で蘇生をしているようなものですから．

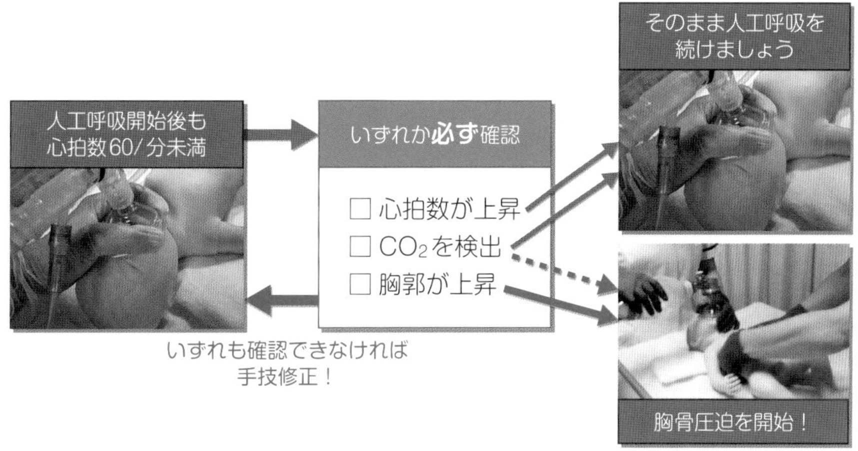

しつこいようですが「心拍数が60回未満の状況が続いて大丈夫なの？ 胸骨圧迫を開始して少しでも早く脳に血液と届けないと!?」と考えたくなる気持ちはわかります．だからこそ人工呼吸を1秒でも早く成功させるのです．人工呼吸は開始した時間ではなく，成功した時間が重要です．勇気をもって人工呼吸を開始したら，その後は全員で，全力でその成功を評価しながら，不成功の状態が続くのであれば1秒でも早く成功させるように手技を修正します．それはとても濃密で能動的な時間です．この章で解説する一連の流れは体で覚えておくようにしましょう．

Column

Sustained Inflationと胸骨圧迫の組み合わせ

出生直後に心肺停止に近い状態の場合，肺水を空気で置換する“支援”と胸骨圧迫による“蘇生”を同時に開始できる“裏技”があります．1人が20～25 cmH_2Oでずっと圧をかけ，同時にもう1人が胸骨圧迫を絶え間なく続けます．このsustained inflationと持続的胸骨圧迫の方法と，3：1で胸骨圧迫と人工呼吸を実施する方法を動物実験で比較したところ，“裏技”のほうが早く自己心拍再開が得られたという報告があります（Li ES：Neonatology, 112：337-346, 2017）.

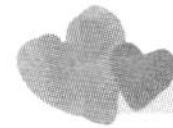

人工呼吸が不成功の場合にチェックする３つのポイント

人工呼吸が不成功の場合，3つの原因が考えられます．

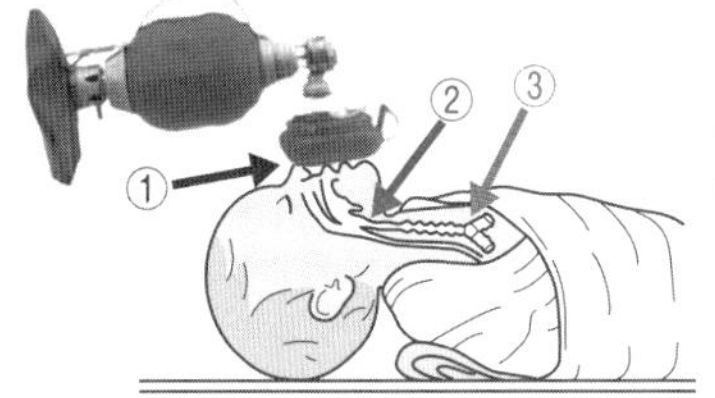

① マスクが顔に密着していない
② 気道が開通していない
③ 加圧が不十分（まだ水浸し）

原因と対策① **マスクが顔に密着していない**

マスクと赤ちゃんの顔の間にリークが大きいことは，以下の徴候から気づくことができます．

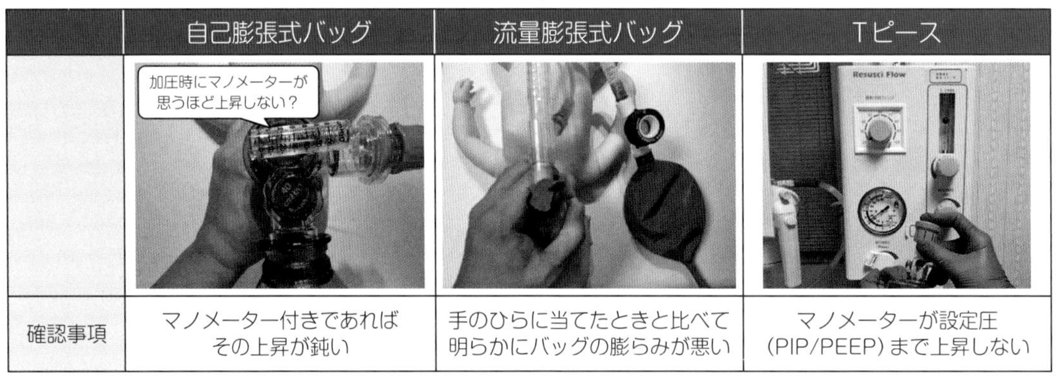

	自己膨張式バッグ	流量膨張式バッグ	Tピース
	加圧時にマノメーターが思うほど上昇しない？		
確認事項	マノメーター付きであればその上昇が鈍い	手のひらに当てたときと比べて明らかにバッグの膨らみが悪い	マノメーターが設定圧（PIP/PEEP）まで上昇しない

３種類の蘇生バッグの中で，流量膨張式バッグが最もリークの判断が容易です．赤ちゃんが出生する直前に，マスクを手のひらに密着させたときの，バッグが膨らむスピードを確認しておきます．出生後の赤ちゃんの顔にマスクを当ててみて，同じスピードでバッグが膨らむならばリークはないといえます．逆にバッグがなかなか膨らまない場合，その原因はリークしかありません．

自己膨張式バッグとTピースはリークの判断が難しいです．しかしマノメーターに注目すれば，大きなリークがある場合には表示される圧の上昇が著しく悪いことに気づきます．

マスクの密着を改善させる方法は，まずマスクを赤ちゃんの顔に正しく当てることです．特に鼻と口に合わせた形状のものは，鼻がマスク内にしっかりおさまっていることを確認しましょう．そして赤ちゃんの顔に対してマスクを下向きに加える圧を少し強くします．ただしこの圧が強すぎると，気道閉塞の原因になってしまう場合があります．

原因と対策② 気道が開通していない 最重要

提案その2で解説したように，分泌物の影響はそれほど大きくありません（p.25参照）．むしろ舌根沈下，喉頭や声帯の閉鎖のほうが影響は大きいでしょう．また赤ちゃんが先天的な気道病変をもっている場合もあります．気道が開通しているかどうか？の判断は難しいです．「リークがなく，しっかり加圧できているはずなのに人工呼吸が成功しない」場合は，常に気道閉塞の可能性を考えます．小顎症や巨舌など，気道が狭くなる先天異常を合併していると，気道確保はさらに困難になります．

気道閉塞は不成功の最も重要な原因です．

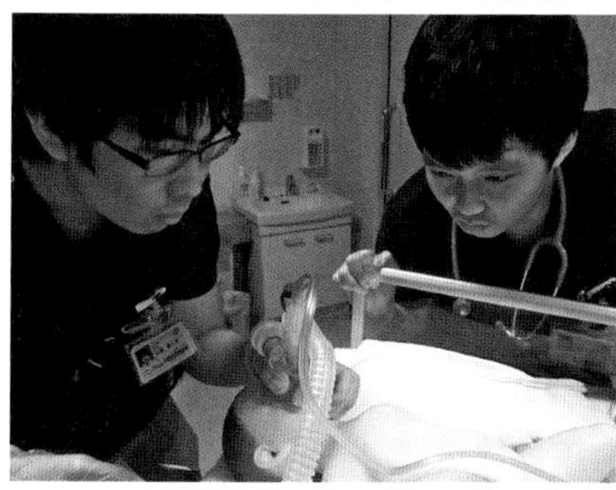

「マスクはしっかり密着している….
こんなにしっかり加圧しているのに
成功しないということは
…気道が開通していないのか！？」

気道を開通させるために，まずはI-CクランプI法のIでしっかり下顎を挙上してみましょう．ほとんど分泌物が引けないのに，吸引を繰り返すことは有効ではありません．

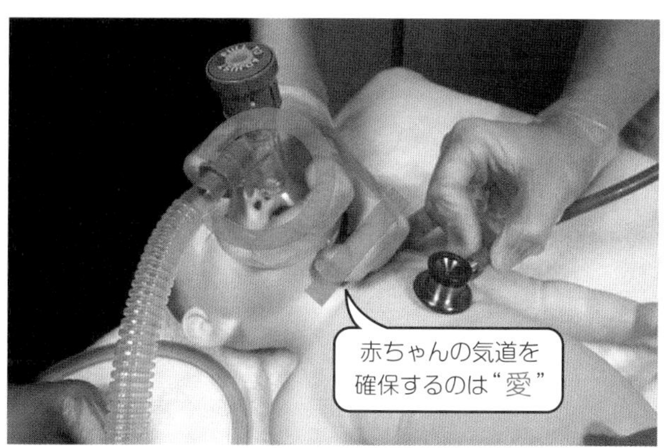

原因と対策③ 加圧が不十分―まだ肺が水浸し？ 気道や肺の問題？

出生直後の赤ちゃんに対して行うバッグ・マスク換気の最初のステップは，気道の水分を取り除くことが目的であり，そのためには「しっかり，ゆっくり」加圧する必要があります．この最初のステップが完了していないのに，低い圧で短い吸気時間で素早く換気をしようとしてもうまくいきません．あらためてしっかり（20～30 cmH_2O，場合によってはそれ以上），ゆっくり（1回1秒以上かけて）加圧してみましょう．このような加圧の仕方は通常数回で十分であり，人工呼吸成功の兆しを確認できれば，速やかに圧を下げ，吸気時間を短くしていきます．最初のステップで「ゆっくり」加圧することは「膨らみにくいものを膨らませる」時に必要な方法であり，送り込む空気が食道から胃に伝わることを防ぐ効果も期待できます．素早く高い圧をかけた場合，お腹ばかりが張ってしまうかもしれません．また赤ちゃんが気道狭窄や肺の病気を合併していると，十分な換気をするために必要な吸気圧は高く，吸気時間は長くなるかもしれません．

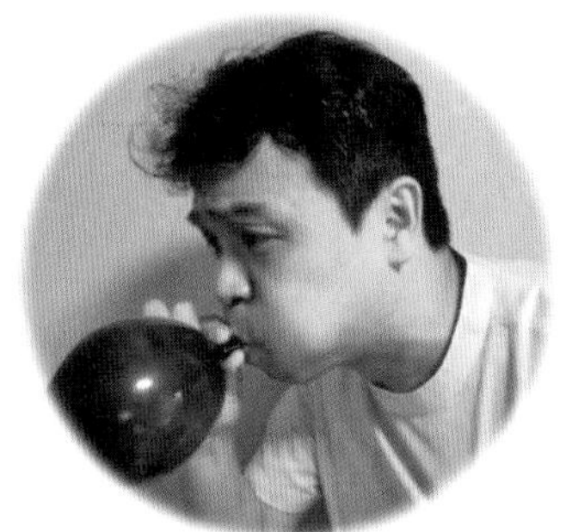
膨らみにくいうちは
しっかり，ゆっくり

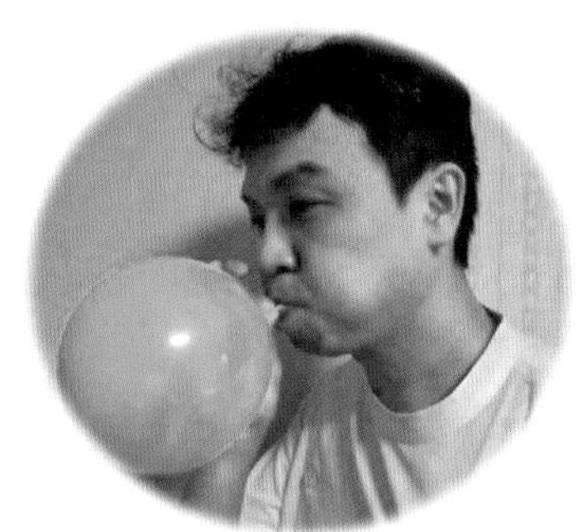
膨らみやすくなれば
破れないように

自己膨張式バッグで35～40 cmH_2O以上の圧をかける場合，安全弁（ポップオフバルブ）を閉じる必要があります．またTピースの中には35～40 cmH_2O以上の圧が誤ってかからないように，安全弁がついているものがあります．どうしても高い吸気圧が必要な場合は，安全弁を解除した方法で加圧が可能であることを確認しておきましょう．「そんなに高い圧で，肺が破れませんか？」徐脈が改善せず，CO_2も検出されず，胸も上がっていないのであれば，一時的にそれだけの圧が必要なのでしょう．繰り返しますが，このような高い圧を必要とするのは出生直後の赤ちゃんに対して行う人工呼吸の最初のステップだけであり，通常数回の加圧で完了します．人工呼吸成功の兆しを確認できれば速やかに圧を下げましょう．

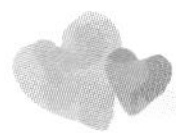

1人でダメならば2人でやりましょう

I-Cクランプテクニックは実は難しい技術です．片手でマスク密着と下顎挙上を同時に成功させ続けることは決して簡単ではありません．また蘇生人形でうまくできたとしても，実際の赤ちゃんは濡れて滑りますし顔の形も肺の状態も違います．下向きの“C”の字に力をかけてマスクを密着させようとすると気道が閉塞してしまう恐れがあります．どんな達人でも100％バッグ・マスク換気が成功することはないでしょう．それでも経験値にかかわらず，成功率を上げることができる方法があります．それは「2人法」です．

●1人がマスク密着と下顎挙上に集中する

1人が両手で「マスクを顔に密着させること」と「下顎を挙上させること」とに同時に集中できます．この際，両手でそれぞれI-Cクランプを行う方法と，両手の母指と示指でOの字を描くようにマスクを密着する方法があります．

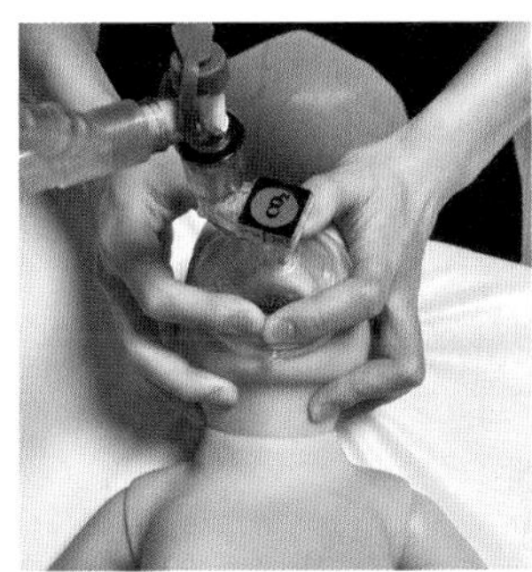
両手でI－O

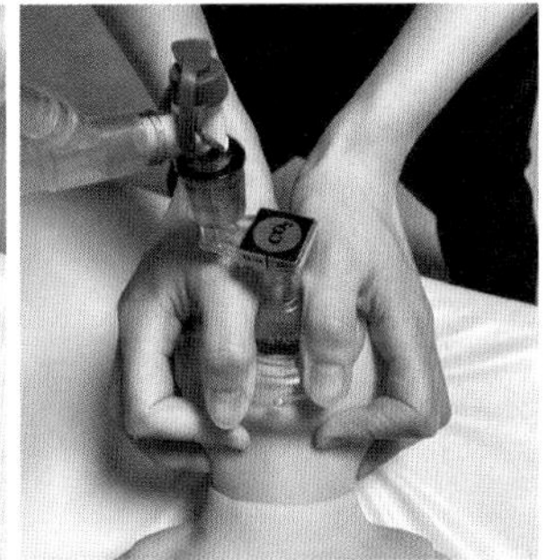
両手でI－C

①より確実に密着を得ることができます

最も空気が漏れやすい鼻と両頬の間を押さえることが可能であり，1人法と比べるとマスクの密着がより確実になり，眼球を圧迫することも避けやすくなります．

②下顎挙上・開口によって気道を開通しやすくなります

1人法では“C”の字による下向きの圧迫が強すぎると気道が閉塞してしまいますが，両手でしっかり上向きに下顎を挙上させることができます．また赤ちゃんの口を開けた状態でマスクを当てるほうが抵抗は少なくなりますが，両手を使うとその状態を保ちやすいです．

③もう1人は最適な吸気圧・吸気時間の調整に集中できます

もう1人のスタッフはバッグを揉むことに集中します．特に流量膨張式バッグやTピースを使用する場合，流量や圧設定を調整しながら，刻一刻と変化する“赤ちゃんにとって最適な吸気圧・吸気時間”を用いて加圧しやすくなります．

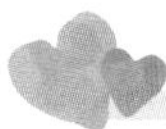

両手法はCPAPのレベルをアップさせる

中心性チアノーゼと努力呼吸を認める赤ちゃんに対する“支援”としてCPAPを行うことがあります．CPAPは術者の技量次第で薬にも毒にもなります．マスクがしっかり顔に密着し，気道が開通していれば，赤ちゃんの呼吸は楽になるでしょう．ところがマスクが密着していなければ圧はかかりませんし，眼球を圧迫してしまうと徐脈になるかもしれません．下向きにマスクを強く圧迫しすぎて気道が閉塞してしまうと，逆に赤ちゃんの呼吸を苦しめてしまうことになります．

1人が両手でマスク密着と気道開通に集中する2人法は，CPAPにも応用できます．CPAPはぜひ両手で行ってください．8 cmH_2O以上の圧をかけ続けると気胸のリスクが増すといわれていますので，流量膨張式バッグを使用する際は注意しましょう．

CPAPの極意は両手で行うこと

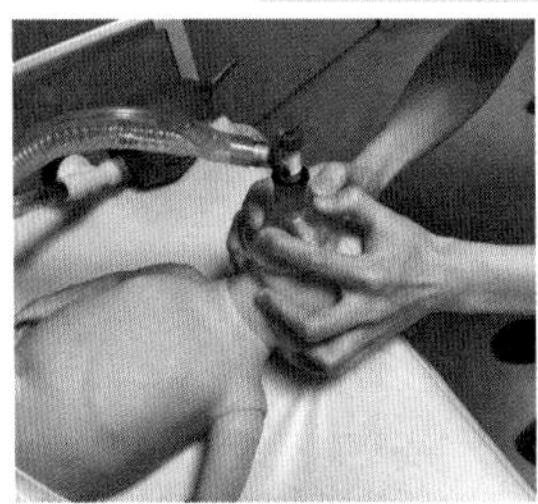

片手よりも両手のほうが…

・マスクをしっかり密着できる．
・口を開けた状態を維持しやすい．
・眼球圧迫を避けやすい．
・下顎をしっかり挙上できる．

※8 cmH_2O以上にならないように注意！

●人形で練習してみてください

2人法のテクニック（人工呼吸，CPAP）はぜひ人形で練習してみてください．1人法よりもはるかに有効な換気を得やすく，安定することを実感できるでしょう．この「2人法」は成人や小児においてはその有効性が蘇生ガイドラインに紹介されているのですが，あまり新生児蘇生において強調されないことが不思議です．

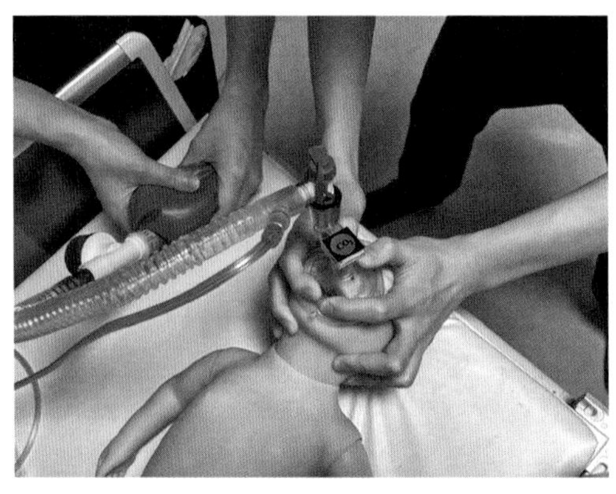

気管挿管は最も確実かつ最もリスクの高い手技？

出生直後の赤ちゃんに対してバッグ・マスク換気を開始しても，成功の3つの徴候が確認できない…，つまり徐脈が改善せず，CO_2センサーが反応せず，胸郭も上昇しない状況が続くときには急いで手技を修正します．I-Cクランプを当てなおしても，2人法に切り替えて「しっかり，ゆっくり」加圧しても，それでも手技が成功しない場合…，最も考えられる原因はやはり気道閉塞です．

気管挿管は確実な気道確保の手段ですが，技術習得には多くの経験を必要とします．滅多に気管挿管を実施しない施設であれば，成功までに相当時間がかかってしまうかもしれません．また小顎症や巨舌症など，赤ちゃんが気道病変を合併している場合，気管挿管はさらに困難になります．どれだけ経験を積んだとしても，必ず成功する手技ではありません．

気管挿管はハイリスク・ハイリターンの“**諸刃の剣**”

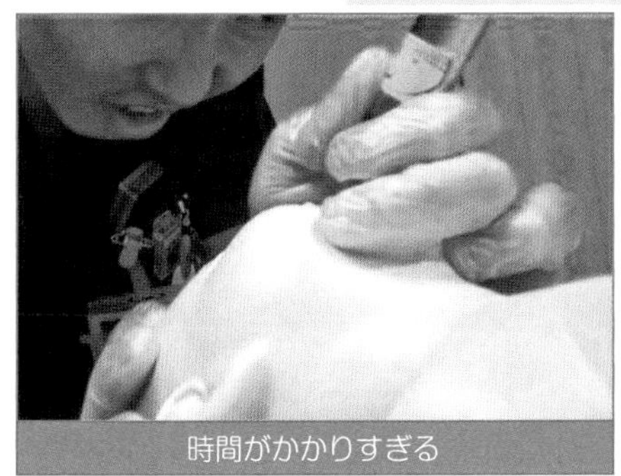

時間がかかりすぎる

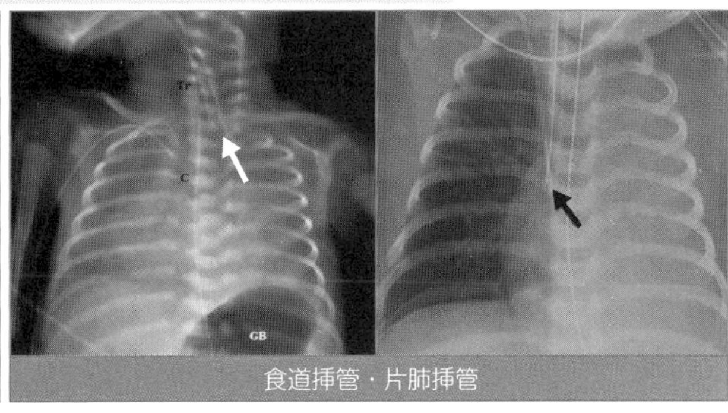

食道挿管・片肺挿管

気管挿管が成功するまでに時間がかかると赤ちゃんの低酸素症が進行します．また食道挿管や片肺挿管のリスクは常に隣り合わせであり，ハイリスク・ハイリターンの“諸刃の剣”の手技ともいえます．食道挿管や片肺挿管に気づかれないまま蘇生を続けてしまうことは絶対に避けなければなりません．

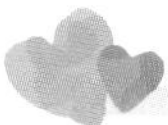

もう貴方の施設にラリンゲアルマスクはありますか？

ラリンゲアルマスクLaryngeal Mask (LM) は，フェイスマスクよりも確実に気道確保が可能で，気管挿管よりも安全・簡単に挿入できる気道確保器具として，1981年に開発，1988年より臨床使用されてきました．新生児蘇生においても以下のような状況で，LMの使用が推奨されています．

34週を超える早産児や正期産児の蘇生において，

1. フェイスマスクでの換気が不成功ならば，LMを気管挿管の代替手段として提案する．
2. 陽圧換気が成功せず，気管挿管も不可能であれば，LMを推奨する．

●普段あまり新生児蘇生をする機会のない施設にこそLMを常備してほしい！

34週未満の早産になりそうな場合，母体はNICUのある総合病院に搬送されるでしょう．普段あまり新生児蘇生をする機会のない施設において，直前まで予測できない仮死の赤ちゃんが出生する状況では，ほとんどの場合LMを使用できるでしょう．

●医師は気管挿管に自信がなければLMを選択できる

出生直後の新生児蘇生において，医師による気管挿管とLMの有効性を比較した検討では，多くが「LMは気管挿管と同等以上の成功率を示しており，処置完了までの時間は短かった」と報告されています．医師が個々の経験や赤ちゃんの状態から，「気管挿管よりもLMのほうが確実だろう」と予想する場合にはLMを使用することができます．

●人工呼吸が不成功で，気管挿管も不可能であれば，LMの使用が推奨される 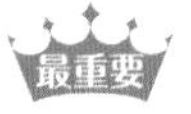

医師による人工呼吸が不成功で，次に気管挿管を試みても成功しない状況…，想像したくありませんが，おそらくその赤ちゃんは助からないということです．そのような場合には“救世主”としてLMを使用することが推奨されています．気管挿管が成功しない原因は医師の経験不足による場合もありますが，赤ちゃんに何らかの気道病変があって，気道開通も喉頭展開も非常に困難な場合も考えられます．

看護師や助産師による人工呼吸が不成功で，気管挿管を実施できる医師がすぐに駆け付けられない場合…，そのまま有効ではない人工呼吸を続けて医師の到着を待つよりも，LMを使用することが推奨されます．

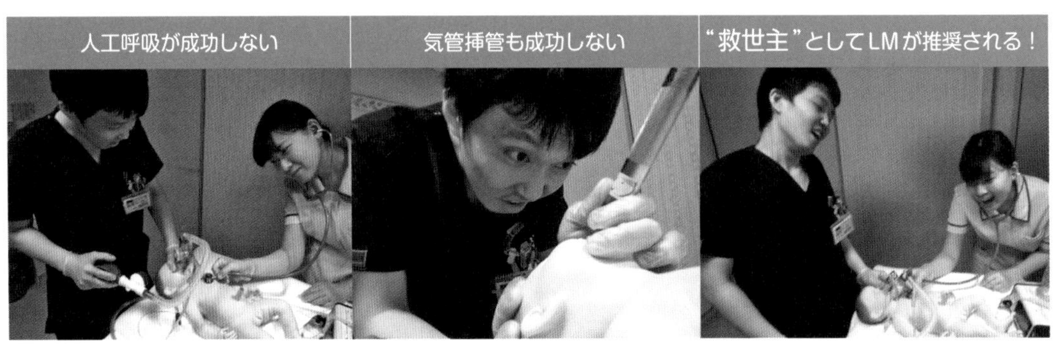

ラリンゲアルマスク（LM）はこんなときに使う！

バッグ・マスク換気が成功せず，「挿管に自信がないとき」or「挿管できないとき」

徐脈・無呼吸…
バッグ・マスク換気を開始し，
成功することを目指しましょう．

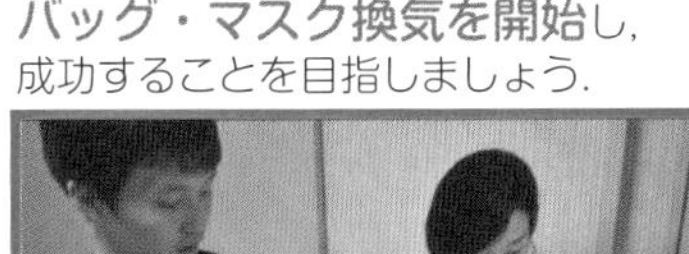

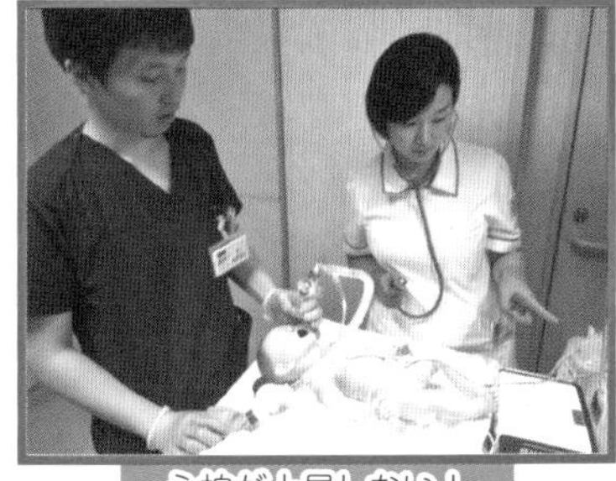

心拍が上昇しない！
CO_2が検出されない！
加圧時に胸郭も上昇しない！
バッグ・マスク換気は不成功！

手技の修正
・マスク密着・気道開通・強く加圧
それでも改善しなければ…

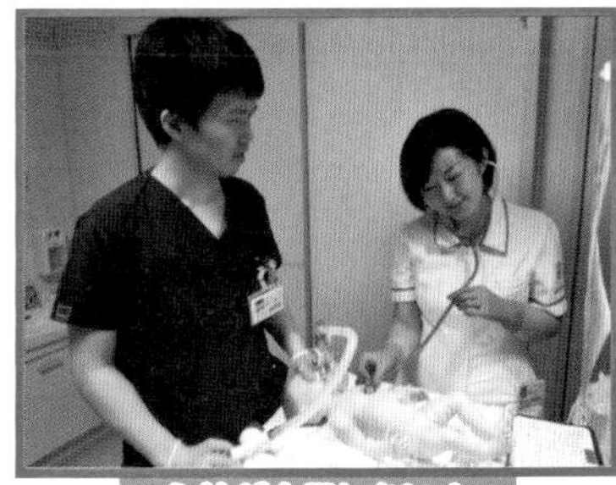

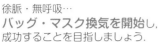

心拍が上昇しない！
CO_2が検出されない！
加圧時に胸郭も上昇しない！
バッグ・マスク換気は不成功！

気管挿管を試みる．
・でもなかなかうまくいかない．
・挿管できる医師がいない．

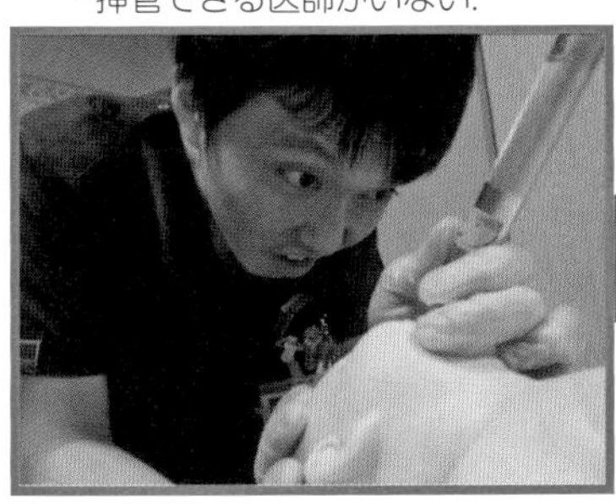

心拍が上昇！
CO_2が検出！
加圧時に胸郭上昇！
バッグ・マスク換気は成功です．
成功させ続けましょう．

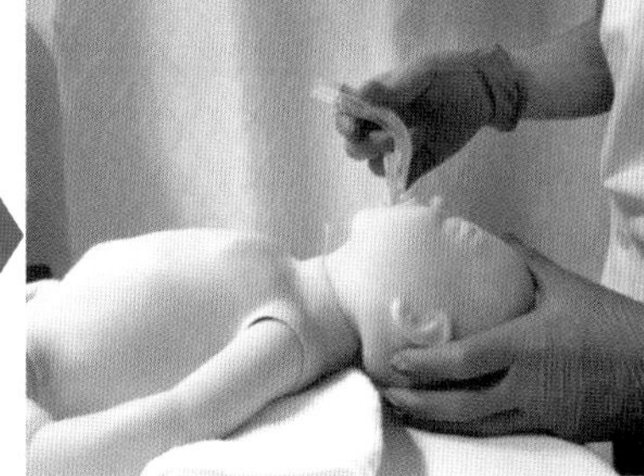

ここでラリンゲアルマスク！
secondary airway
「気管挿管よりもLMのほうがよい」と
医師が判断すれば使用します．

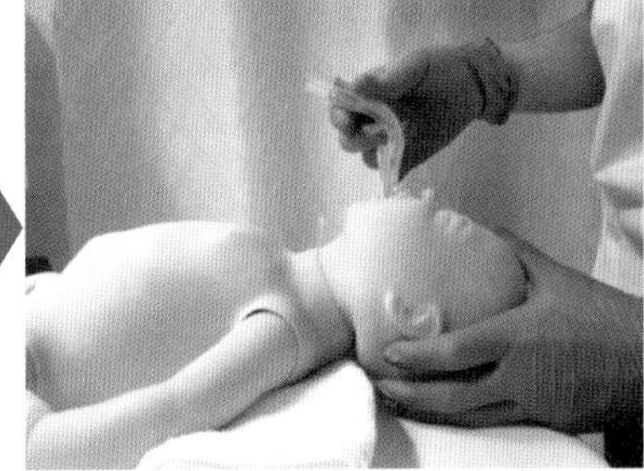

それはもうラリンゲアルマスク！
rescue airway
医師不在の状況なら看護師・助産師が使用できます．

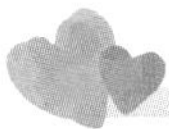

古典的なLMの基本構造と挿入時の様子

古典的なLMの基本構造は左図のようになっています．

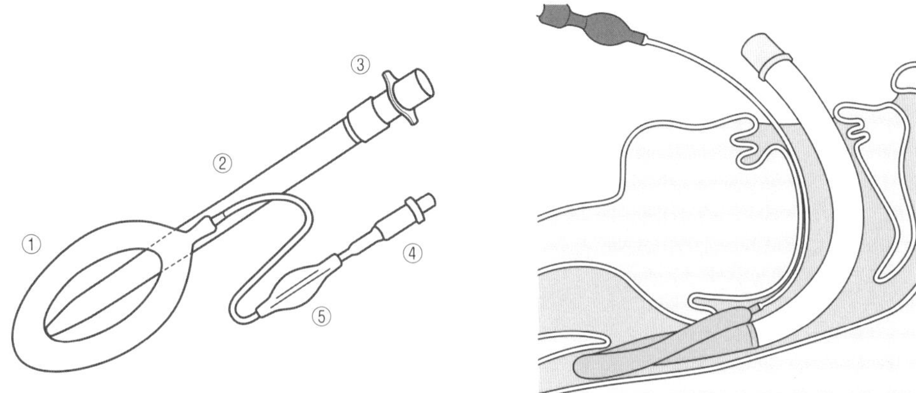

① マスクは喉頭全体を包み込み，その遠位部は下咽頭に挿入されるような形になっています．また密着性を調整するためにカフがついています．
② エアウェイチューブは軽く弯曲しており，マスクに30度の角度でつながっています．
③ マスクの近位端に蘇生バッグを接続します．
④ バルブポートにシリンジを接続し，カフ内に空気を注入したり，脱気したりします．
⑤ パイロットバルーンの膨らみ具合によってカフ内圧を推定できます．

適切にLMが挿入された状態は右図のようになります．LMが舌根沈下をバイパスして，喉頭蓋による気道閉塞も防止されてしっかり気道が確保される様子がわかるでしょう．

一方で，LMの挿入の深さが不十分だと次の左図のようになってしまいます．この状態ではマスクは舌に当たっており，気道は閉塞してしまいます．また挿入中にマスクが反転して折れ曲がると，右図のように喉頭を覆うことができなくなります．

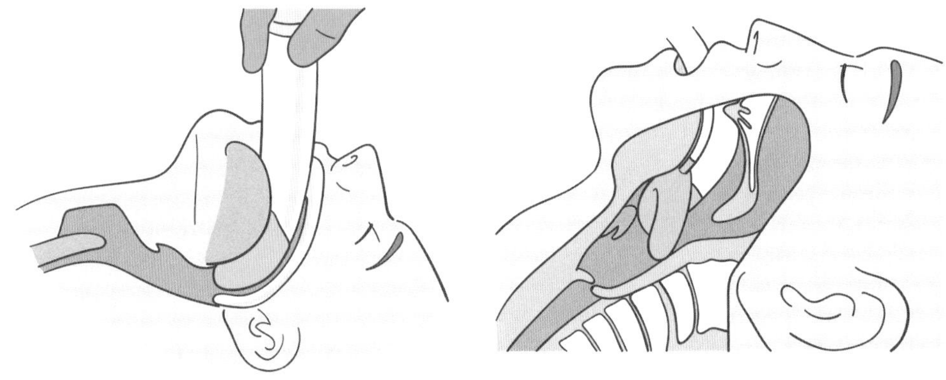

現在普及しているLMはこれよりも進化しており，エアウェイチューブがある程度の強度をもっていたり，口腔・咽頭壁の形状に合わせて弯曲していたりするため，古典的なLMよりも挿入が容易になっています（p.67～69参照）．

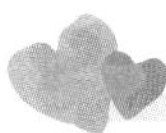

LMの利点はめちゃくちゃ多い…もう常備しない理由が見当たらない！

利点① I-Cクランプよりも人工呼吸の成功率が上がります

I-Cクランプによる人工呼吸中は，マスクと顔の間のリークや気道閉塞が問題になります．LMが適切に挿入されていれば気道は安定して確保され，マスクと顔の間のリークの問題も解決され，有効な換気を得られやすくなります．またI-Cクランプ中の左手は「Cでマスクを密着して，Iで気道を開通させ続ける」というストレスから解放され，人工呼吸を安定して成功させ続ける確率も高くなります．

利点② 気管挿管よりも容易であり挿入時の合併症も少ないです

気管挿管と比較すると，LMは喉頭展開の必要がなく，はるかに手技が容易です．より短い時間で挿入可能であり，気道損傷などの合併症や赤ちゃんのストレス反応もLMのほうが少ないと報告されています．さらに成人の蘇生ガイドラインでは，LMは胸骨圧迫を中断せずに挿入可能とされています．

利点③ 知識や練習経験があれば医師以外が使用することも可能です

気管挿管と違って，LMは看護師や助産師が使用することが可能です．出産の半分が小児科医不在の状況で起こる日本において，なくてはならない器具といえるでしょう．

利点④ 食道挿管・片肺挿管が起こり得ません【素晴らしい！】

何年かぶりに気管挿管をした場合，それが食道挿管にならない自信はありますか？ 食道挿管ではないことを正しく判定できますか？ 食道挿管に気づかれなければ絶対に赤ちゃんは助かりません．またチューブが深すぎて片肺挿管になってしまうことに気づかなければ，換気効率が悪くなるだけでなく緊張性気胸のリスクもあります．LMでは食道挿入や片肺換気が起こり得ないことは，とてつもなく大きな利点です．

Column

Primary airway としてのLM使用

現在の新生児蘇生法ガイドラインにおけるLMの位置づけは，気管挿管の代替手段（Secondary airway）と気管挿管が不可能な場合の救援手段（Rescue airway）です．「人工呼吸が必要ならば，最初からフェイスマスクではなくLMを使用したらどうか？」という，Primary airwayとしてのLMの有効性に関する報告があります．無呼吸や徐脈が続く新生児に対して人工呼吸を開始する際（術者の86％は助産師），最初に使用する器具をフェイスマスクとLMに分けて比較したところ，LMでは全例蘇生に成功し（フェイスマスクは44％が不成功），成功までの時間も短かったそうです（Pejovic NJ：Arch Dis Child, 103：255-260, 2018）．

利点⑤ 気管挿管よりも手技習得が容易で実際の臨床でもちゃんと使えます

気管挿管と比較すると，LMは非常に手技習得が容易です．LMについてまったく知らないスタッフでさえも，蘇生人形を使用した場合の成功率はほぼ100%であり，短時間の実習で習得可能と報告されています．そして蘇生人形で練習したスタッフは，実際の赤ちゃんに対しても90%以上挿入に成功し，10秒程度で挿入できたという報告が複数あります．

私たちは2016年8月から2017年5月に18回のLM講習会を開催し，38施設がLMを導入されました（総合病院 5，産科開業医 17，助産院 16）．講義30分実習30分というシンプルな内容で，はじめてLMを扱う方にとっても簡単に習得が可能でした．そして講習会受講から1年後までに，LMを使用する機会があったかどうかアンケート調査を行いました．

調査期間中の出生数は約13,000件あり，その中で「人工呼吸ができない，気管挿管もできない」状況においてLMを使用されたケースが7例報告されました．そしてすべての症例が蘇生に成功していました．これらの赤ちゃんは先天性気道病変などの特別な状況はありませんでした（Mizumoto H：Pediatr Int, 60：954-956, 2018）．

	使用場所	使用者	効果の評価※
1	総合病院	小児科医	A
2	産院	産婦人科医	A
3	産院	産婦人科医	A
4	産院	産婦人科医	A
5	産院	助産師	B
6	産院	助産師	A
7	産院	助産師	A

※有効な換気が得られ，徐脈・無呼吸改善までの時間
A：1分以内　B：3分以内

1. 対象の在胎期間	(正期産)・早期産
2. 使用した理由※	Secondary use・(Rescue use)
3. 使用者の職種	(産婦人科医)・小児科医 看護師・助産師
4. 有効性の自己評価※※	(A)・B・C・D
5. LM使用に関して問題点がありましたか（自由記載）？	なし

「産婦人科医が挿管に失敗．
しかしLMで20分間換気．
その後小児科医が挿管」

LMは「非常にまれな合併症をもつ新生児に対して有効な特殊器具」ではなく，どんな状況においても新生児蘇生の成功率を上げる必要不可欠な器具であり，すべての施設に常備しておくべきと確信しています．

Column

簡単ですが緊張感をもって練習を！

LM講習会では皆さんその簡単さに驚かれ，「えっ？ こんなに簡単なんですか？ ラリンゲアルマスク，いいですねー！（笑顔）」と反応されます．しかしLMが実際役に立つのは相当な修羅場であり，そこに笑顔はありません．蘇生人形は最初から口を大きく開けていますが，実際の赤ちゃんに対しては，口を開けて，舌と硬口蓋の間の挿入スペースを確保しなければいけません．実習の際にも緊張感をもって，「真っ黒な赤ちゃんに対して自分がLMを挿入する姿」を想像しながら取り組んでほしいと思います．

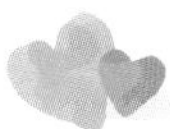

うまい話ばかりではない？ LMの欠点も知っておきましょう

欠点① 高い吸気圧を必要とする場合，リークや腹部膨満が起こりやすいです

LMの欠点は，気管挿管と比べると，どうしてもマスク周囲から吸気ガスが漏れてしまうことです．特に20～25 cmH_2O以上の非常に高い吸気圧が必要な場合，LMでは換気不十分となる可能性があります．また長時間換気を続けると腹部膨満を起こす恐れがあります．

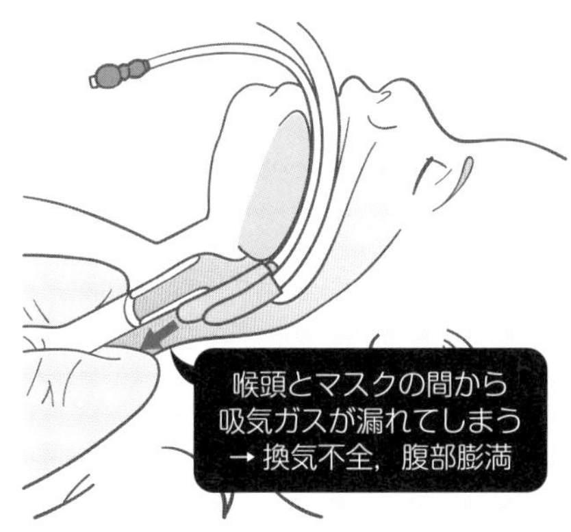
喉頭とマスクの間から
吸気ガスが漏れてしまう
→換気不全，腹部膨満

欠点② 気管挿管と比べると，薬物投与の効果がさらに安定しません

気管挿管されたチューブから，アドレナリンやサーファクタントを投与することが可能です．これらの薬剤をLMから投与することも不可能ではありませんが，気管挿管と比べると効果が不安定となります．

欠点③ LMは一部の気道病変に対して有効性が低いです

LMでは声門より先にある気道閉塞を解除できません．声門下狭窄や重症気管軟化症では十分に気道を確保できない可能性があります．

	気管挿管と比較	フェイスマスクと比較
LMの利点	・より迅速に気道確保ができる． ・経験の浅いスタッフでも習得が容易． ・挿入時のストレス反応や気道損傷が少ない． ・食道挿管や片肺挿管がない．	・より確実な換気が得られる． ・より安定した換気が得られる． ・術者の疲労が少ない． ・腹部膨満が少ない．
LMの欠点	・長時間使用すると腹部膨満が起こりうる． ・気密性が低いと，高い呼気圧がかからない． ・声門以遠の気道閉塞を解除できない． ・薬物投与の効果がさらに安定しない． （アドレナリン，サーファクタント）	・抜去時に嘔吐を認めることがある．

Column

LMを介した気管内挿管

LMの留置が成功した後に，さらにエアウェイチューブから挿管チューブを挿入する方法があります．挿管チューブ先端が気管内に入れば，気管挿管成功とまったく同じ効果が得られます．しかし盲目的な処置の成功率は70%といわれており，乱用は危険です．

LM使用における注意点とトラブルシューティング

●LMを筋緊張のある“頑張っている赤ちゃん”に使用してはいけません

出生直後の新生児に対して人工呼吸を行う適応は2種類あります.

① 初期処置後に徐脈・無呼吸が続き，遅くとも生後60秒以内に開始する場合.

② 初期処置後に十分な心拍数と自発呼吸を認めていても，努力呼吸と中心性チアノーゼが続き，CPAPまたは酸素投与でも状態が改善しない場合.

このうちLMの有効性と安全性が報告されているのは，筋緊張が低下し，嘔吐反射も起こらないような状態の①だけです．②も「真っ黒で呼吸もしんどそう」という，何とかしてあげたい状況ではあるのですが，筋緊張が十分な赤ちゃんに対してLMを挿入すること自体が困難ですし，嘔吐や喉頭痙攣などの合併症のリスクもあります.

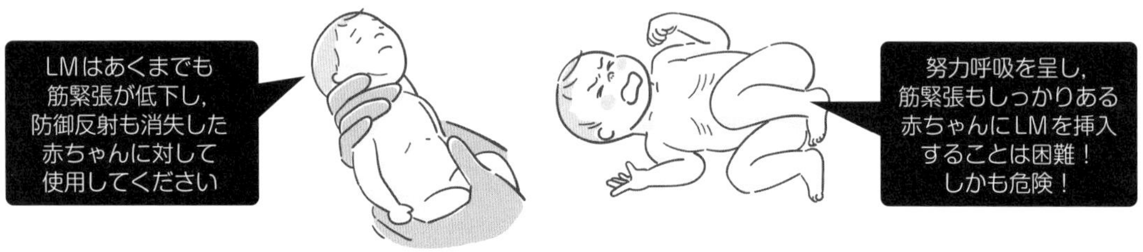
LMはあくまでも
筋緊張が低下し,
防御反射も消失した
赤ちゃんに対して
使用してください
努力呼吸を呈し,
筋緊張もしっかりある
赤ちゃんにLMを挿入
することは困難！
しかも危険！

●LMが挿入困難な場合の対処法は？

赤ちゃんの口からLMを挿入しようとしても抵抗があり十分な深さまで挿入できない場合は，一度LMを抜いてから以下のことを確認しましょう.

① カフ付きのLMならば完全に脱気して形状を整えます（挿入後にカフを膨らませることを忘れないこと！）.

② マスクの背面と側面に水溶性潤滑剤（KYゼリーなど）を塗布します.

③ 舌と硬口蓋の間に滑らかな通り道を確保します．赤ちゃんの頸部を伸展させ，下顎を挙上するとよいでしょう.

④ 赤ちゃんの舌を前方に避けると，マスクを挿入するために十分なスペースを確保できます．喉頭鏡はLMを挿入しにくくなるため，舌圧子がお勧めです.

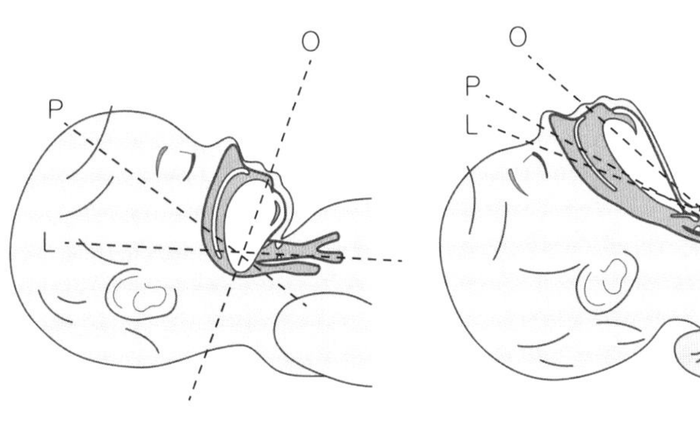

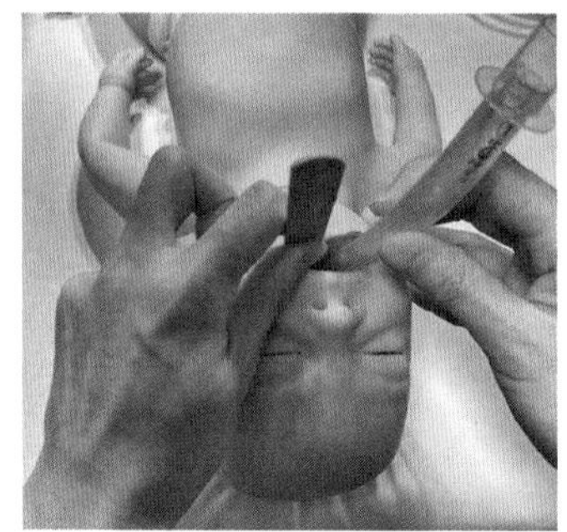

●LM挿入後，気道が開通していることを必ず確認しましょう

LMを盲目的に「抵抗を感じるところまで」挿入しても，気道が開通しているとは限りません．以下の所見から気道開通・換気の有効性を確認します．CO_2センサーは必ず使用してください．LMは水溶性潤滑剤・CO_2センサー・舌圧子とセットで常備しましょう．

① 蘇生バッグを加圧したときに赤ちゃんの胸郭が上昇すること．
② 赤ちゃんの心拍数や酸素飽和度が改善すること．
③ CO_2センサーが黄色に変化すること．

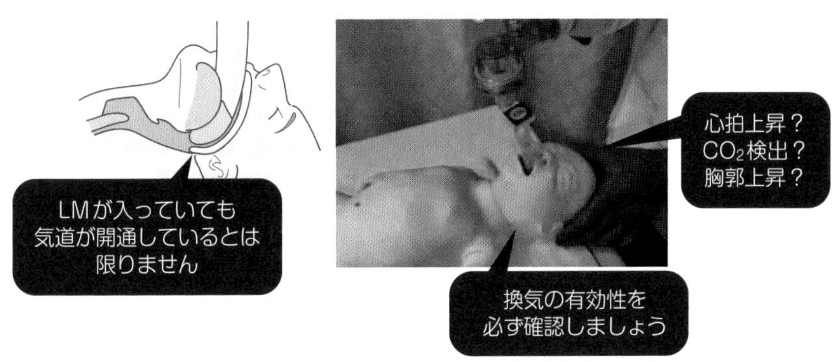
LMが入っていても
気道が開通しているとは
限りません
心拍上昇？
CO2検出？
胸郭上昇？
換気の有効性を
必ず確認しましょう

●赤ちゃんが嘔吐した場合の対処法は？

LM使用中に赤ちゃんが嘔吐した場合に慌ててLMを抜去してしまうと，その後大量に嘔吐することがあります．そのような場合は，赤ちゃんの顔を横に向けて，太いカテーテルを使用して口鼻腔を吸引します．LMを挿入したまま蘇生バッグの接続を外し，LMを通じて吸引することも可能です．

Column

LMの歴史：もはや導入することが当たり前の時代

LMはイギリスの麻酔科医Brainによって開発され，まずは成人や小児に対する有用性が報告されました．新生児の最初の報告は1994年であり，その後も症例報告や観察研究が相次いで報告されました．2002年以降は，LMとフェイスマスク換気，LMと気管挿管を比較したランダム化試験も複数報告され，いずれもLMは同等もしくはより高い成功率という結果でした．LMはより簡単に，さらに有効に使用できるように改良され進化を遂げています．最近は看護師や助産師が短時間の研修においてLMの手技を習得し，実際の新生児蘇生においてフェイスマスクよりも効果的であったという報告があります．

最近の研究成果を受けて，2018年に更新されたコクランレビューでは以下のようなコメントが述べられています（DOI:10.1002/14651858.CD003314, pub3）．完全に同意します．

「バッグ・マスク換気は80％以上の成功率ではあるが，バッグ・マスク換気が不成功の場合にLMを使用するとほとんどのケースで気管挿管を回避できる．新生児がバッグ・マスク換気に反応しない場合，気管挿管を試みたり胸骨圧迫を開始したりする前に，効果的な換気を保証する目的でLMを使用できるように，臨床現場にもっと積極的に導入することが重要だ」．

物語：満月の夜再びの続き（今度は妄想ではなく現実！）

吸引分娩で生まれた男の赤ちゃん．人工呼吸を開始しても心拍数は毎分30回のまま．呼気中の二酸化炭素も検出されず，胸郭も上昇しているように見えません．

私　「もうすぐ60秒…きょ，胸骨圧迫ですか？」

塩津「いや，まずは人工呼吸を早く成功させんと」

赤毛「2人でやりましょう．私がマスクを固定して気道を確保します」

私　「じゃあ私がバッグを揉みます．もう一度…，しっかり，ゆっくり…」

赤毛「…心拍数は30回から上がってきませんね」

塩津「まげにバッグは膨らんどるから密着はしとるはずよ．しっかり，ゆっくり加圧しても胸の上がりを確認できんいうことは，気道が閉塞しちょるんかもしれんね」

赤毛「…あれを使いますか？」

塩津「ほうじゃね．ラリンゲアルマスクを使おう」

私は素早くLMを挿入しました．

私　「しっかり，ゆっくり…．…すごい！ …二酸化炭素，反応しました！」

赤毛「…心拍数も上がってきたわ．40…，50…」

塩津「このまま人工呼吸を続けんさい．二酸化炭素もしっかり反応しとる」

赤毛「…心拍数は70…，80…，上がってきました」

塩津「胸の上がりもはっきりしちょるね．吸気圧を下げて，スピードを上げていきんさい」

私　「はい，そうします．バッグ…，バッグ…」

赤毛「…心拍数は100を超えました！」

塩津「…えぇ．…えぇね．加圧するたびに二酸化炭素も反応しとるね」

私　「バッグ…，バッグ…」

赤毛「パルスオキシメータも拾い始めました．心拍数130，SpO_2 90」

塩津「自発呼吸も出てきたね．人工呼吸を中止して，LMを抜いてみんさい」

※もしも「私」1人で蘇生をしたならば，網掛のところをとばして，赤毛さんと塩津さんはモニターを擬人化したつもりで読んでみてください．

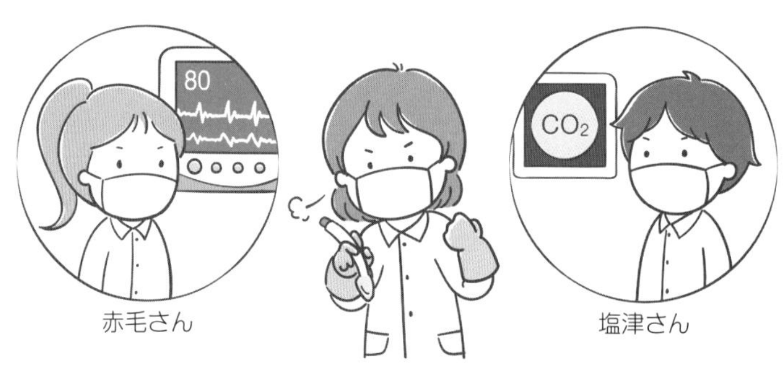

TOKIBO-Ambuラリンゲアルマスク（サクションタイプ）サイズ1（東機貿）

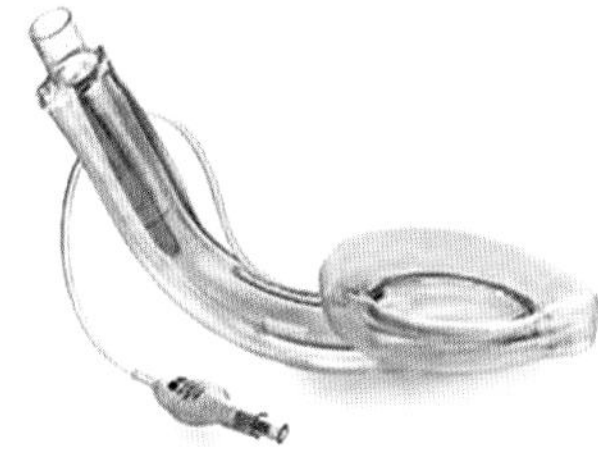

TOKIBO-Ambu（サクションタイプ）サイズ1

・単回使用，カフ付き
・体重5 kg未満に使用可
・胃内吸引が可能

・同社製品にはストレートタイプ，アングルタイプ，サクションタイプがあります．
・エアウェイチューブが口腔・咽頭壁の形状に合わせて彎曲しており，ある程度の硬度があるため，口腔内に人差し指を入れる必要がありません．

準備するもの

必須：TOKIBO-Ambu本体，5～10 mLシリンジ
推奨：潤滑ゼリー，舌圧子，CO_2センサー

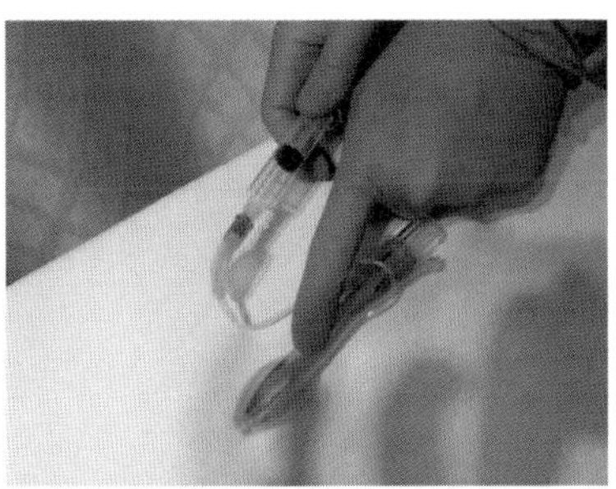

1. 開封する．
2. カフの空気を抜く．
（マスクの両端を指で押さえて形を整える）
3. マスク背面に潤滑ゼリーを塗る．

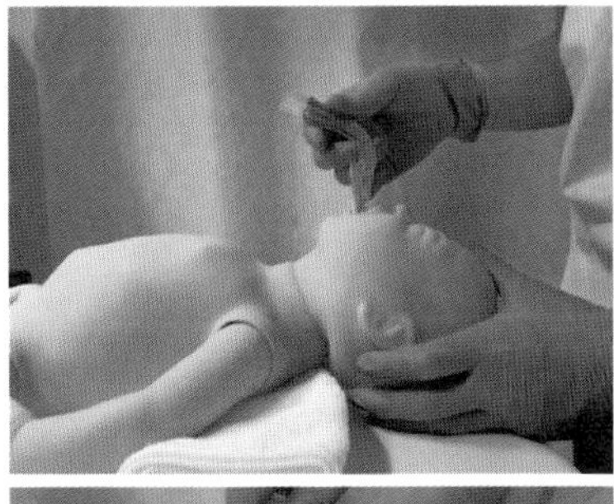

4. ペンを握るように3本指でもつ．
5. マスクを硬口蓋に沿うように進める．
（邪魔ならば舌圧子で避ける）

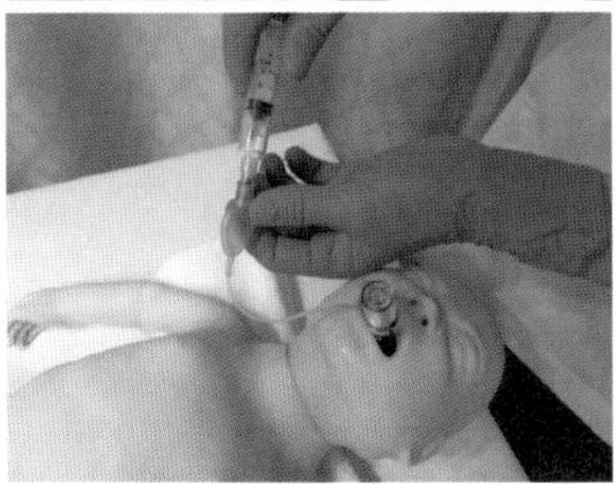

6. 抵抗を感じるところまで進める．
7. カフに2～3 mLの空気を入れる．
8. CO_2センサーを接続する．
9. 蘇生バッグを接続して換気を開始する．

インターサージカルi-gel　サイズ1（日本光電）

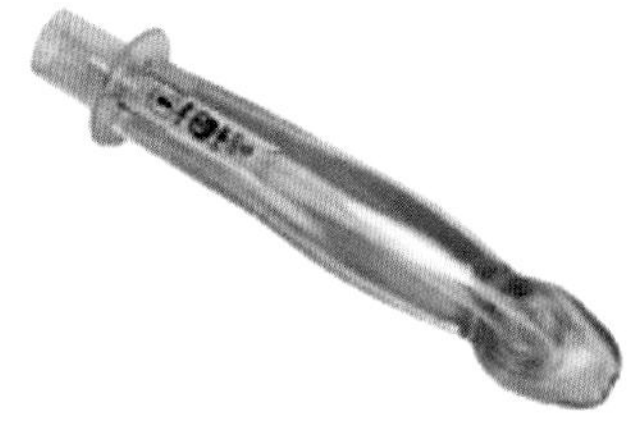

i-gel（サイズ1）

- 単回使用，カフなし
- 体重5 kg未満に使用可
- カフの横幅は最も小さい

・マスクは体温に反応して形状変化する柔らかな構造で，カフがなくても喉頭周囲に高い気密性を確保できます．

・カフの操作が不要な分，挿入までにかかる時間は短いです．なおi-gelも挿入時に口腔内に人差し指を入れる必要がありません．

準備するもの

必須：i-gel本体
推奨：潤滑ゼリー，舌圧子，CO_2センサー

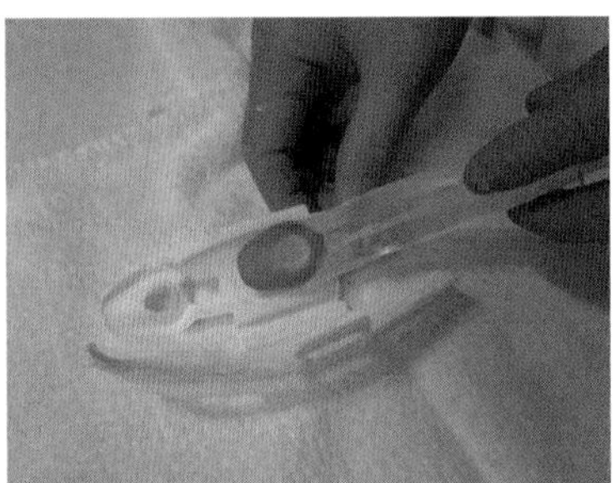

1. 開封する．
2. マスク背面に潤滑ゼリーを塗る．

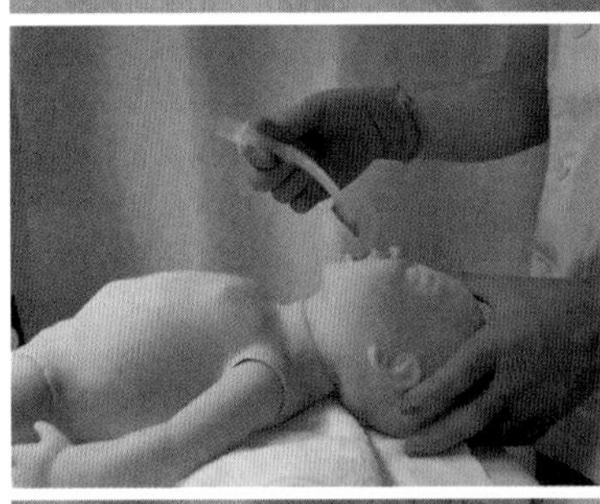

3. ペンを握るように3本指でもつ．
4. マスクを硬口蓋に沿うように進める．（邪魔ならば舌圧子で避ける）

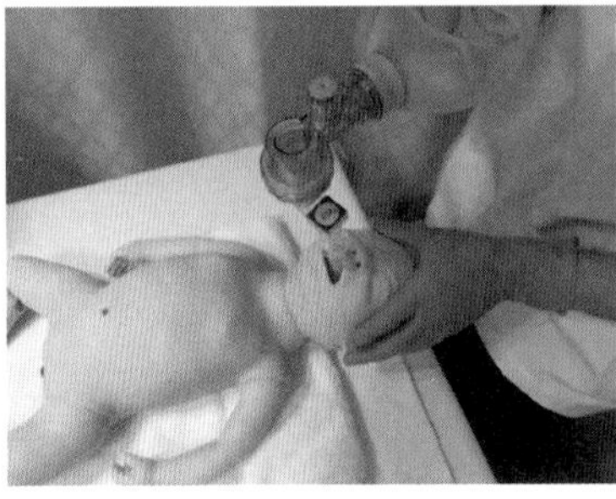

5. 抵抗を感じるところまで進める．
6. CO_2センサーを接続する．
7. 蘇生バッグを接続して換気を開始する．

air-Q　サイズ0.5（インターメド ジャパン）

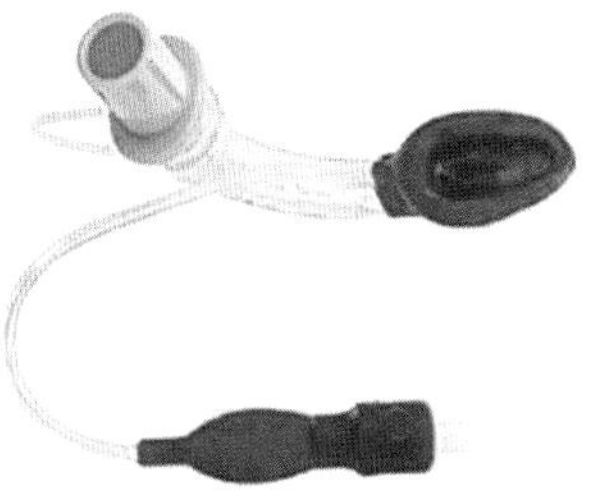

air-Q（サイズ0.5）

・複数回使用，カフ付き
・体重4 kg未満に使用可
・気管挿管専用器具あり

・オートクレーブ滅菌が可能で，60回まで使用できます．
・他の製品と異なり，咽頭後壁に対して鋭角に挿入したり，硬口蓋を滑らせるように当てたりすると，マスクが折れ曲がる恐れがあります．舌圧子を使用して口腔内のスペースを確保し，構造物に触れないようまっすぐに進めるようにします．

準備するもの

必須：air-Q本体
推奨：舌圧子，CO_2センサー，挿管補助用器具

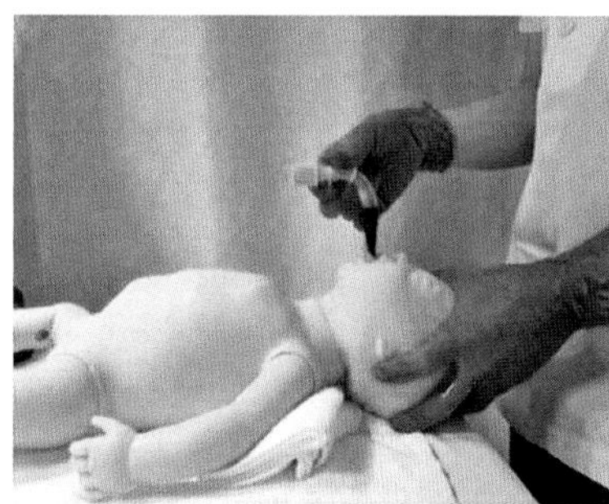

1. 開封する．
2. ペンを握るように3本指でもつ．

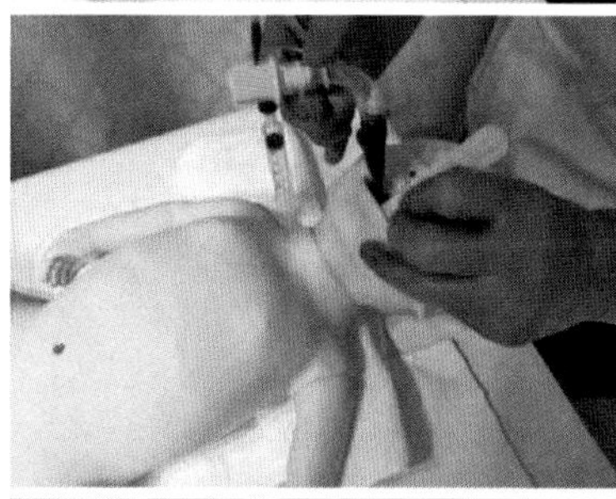

3. 舌圧子でスペースを確保する．
4. マスクを硬口蓋に当たらないよう挿入する．
5. 抵抗を感じるところまで進める．
6. CO_2センサーを接続する．
7. 蘇生バッグを接続して換気を開始する．

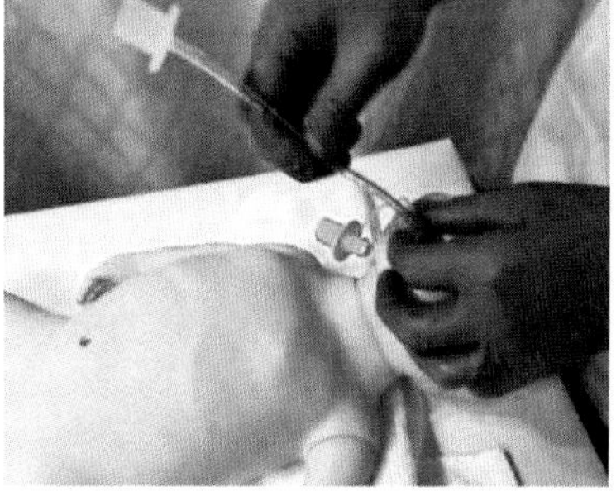

8. コネクターを外し，挿管チューブを挿入することが可能．
9. 専用器具を使用して，LMを抜いて挿管チューブだけ残すことも可能．

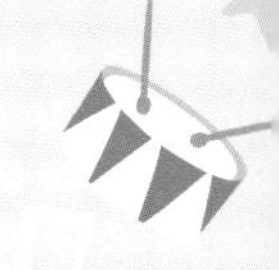

提案その5

今日，蘇生してから帰らない？ インストラクターがいなくても，いつでもシュミレーション実習はできるんです

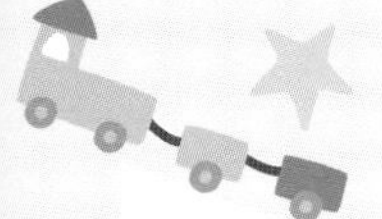

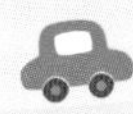

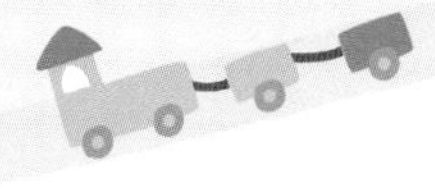

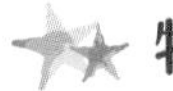

物語：ブルームーン

今日も塩津さん，赤毛さんと一緒に夜勤です．あの先日の慌ただしい蘇生からちょうど1カ月が経ちました．今夜は青い満月…，嫌な予感しかありません．

35歳の初産婦さん，妊娠38週．胎動減少を自覚したため受診されました．重度の胎児徐脈が頻発しており，グレードA帝王切開が宣言されました…．もう覚悟はできています．今回は赤毛さんと塩津さんが最初から蘇生チームに入っています．お母さんには全身麻酔がかけられ，推定3,000 gの女の子があっという間に娩出されました．全身真っ白で筋緊張もゼロ．羊水を拭こうが足底を刺激しようがピクリとも反応しません．

私　「もう人工呼吸を開始します！」
赤毛「心電図…平坦です！ …聴診でも心拍を確認できません！」
　1回…，2回…，しっかり，ゆっくりと加圧してみます．
塩津「CO_2センサーは反応しちょらん！ 胸郭も上昇しているように見えん！」
赤毛「心電図は…平坦なままです！ …胸の上がりはわかりにくいですね」

　バッグ…，バッグ…，
塩津「CO_2センサーは反応しちょらんよ！ 胸郭も…上昇はわからんね」
私　「LMを使いますね」 LMをスムーズに挿入できました．バッグ…，バッグ…，
赤毛「心電図は…平坦なままです．でも胸はしっかり上がっています！」
塩津「CO_2センサーは反応しちょらんけど，…ほうね．胸は上がっとるね！ 酸素を使って，胸骨圧迫を開始しよう．」
赤毛「じゃあ私が胸骨圧迫を担当します！ 1・2・3…」
　1・2・3・バッグ，1・2・3・バッグ，…
塩津「見て！ 胸骨圧迫を開始してからCO_2センサーは反応しとるよ！ 続けよう！」
　1・2・3・バッグ，1・2・3・バッグ，…

赤毛「心電図波形が出ました！ 毎分70回になっていますが…聴診では聞こえません」
塩津「胸骨圧迫はそのまま続けよう！ CO_2センサーは反応しとるよ！」
　1・2・3・バッグ，1・2・3・バッグ，…

赤毛「心電図は毎分80回．…聴こえた！ 聴診でも80回くらいです」
塩津「助かるね！ 胸骨圧迫は中止して，人工呼吸だけ継続しよう！」

胸骨圧迫に進む前にLM使用を検討してください

提案その1 (p.21参照) で解説したように，出生前に赤ちゃんが心停止に近いほどの重症低酸素症に陥る可能性はとても低いです．ほとんどの場合，迅速かつ有効な人工呼吸だけで蘇生可能です．だから胸骨圧迫に進む前に人工呼吸の有効性を確認することが重要ですし，加圧時の胸郭上昇がはっきりしないならば，胸骨圧迫に進む前には気管挿管またはLM挿入まで行っておくほうがよいでしょう．

		軽度低酸素症 一次性無呼吸	重度低酸素症 二次性無呼吸	心機能低下 高度徐脈・低血圧	最重症 心停止
	A ルーチンケア	B 初期処置	C 人工呼吸	D 酸素＋人工呼吸 胸骨圧迫	E 左に加えて 薬物投与
1. 初期処置			蘇生		
2. CPAP 酸素投与					支援
3. 人工呼吸					★
4. 気管挿管					
5. 特殊対応					

まずは子宮外環境で肺呼吸が可能になるように
確実に支援を！
胸骨圧迫に進む前に気管挿管 or LM使用を勧めます！

特にLM挿入はほんの10秒で済む処置ですし，もしかするとそれだけで心拍数が改善するかもしれません．さらに胸骨圧迫まで必要なほど重症低酸素症に陥っている場合，しばらく人工呼吸は必要になるでしょう．フェイスマスクのまま人工呼吸を続けてもよいのですが，LMを挿入していれば，① 安定して有効な換気を継続しやすくなり，② 術者の疲労も少なく，③ 腹部膨満を防止することも可能です．

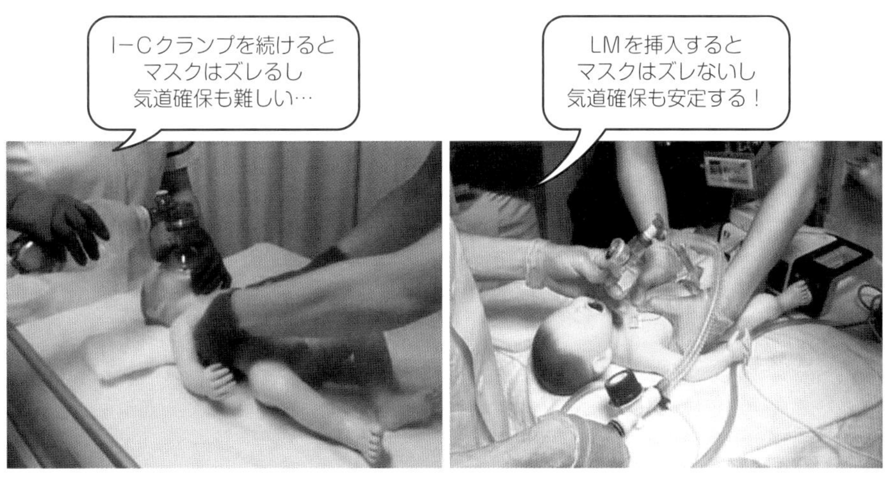

I−Cクランプを続けると
マスクはズレるし
気道確保も難しい…
LMを挿入すると
マスクはズレないし
気道確保も安定する！

重症仮死のときこそ心電図が活躍しますが，PEAに注意

重症低酸素症のため心機能が低下し，心拍出量が少ない状況で，「毎分60回未満の徐脈」を，聴診や触診で正しく判断することは難しいでしょう．少なくとも著者は，実際の赤ちゃんに対して聴診や触診だけで「心拍20です！」と自信をもって宣言する場面を見たことがありません（シナリオ実習ではよく見かける光景ですけどね）．そのような状況でこそモニターが頼りなのですが，パルスオキシメータはなかなか表示してくれません．心電図はそんな場合でも最も高感度に，心拍数を表示してくれるはずです．

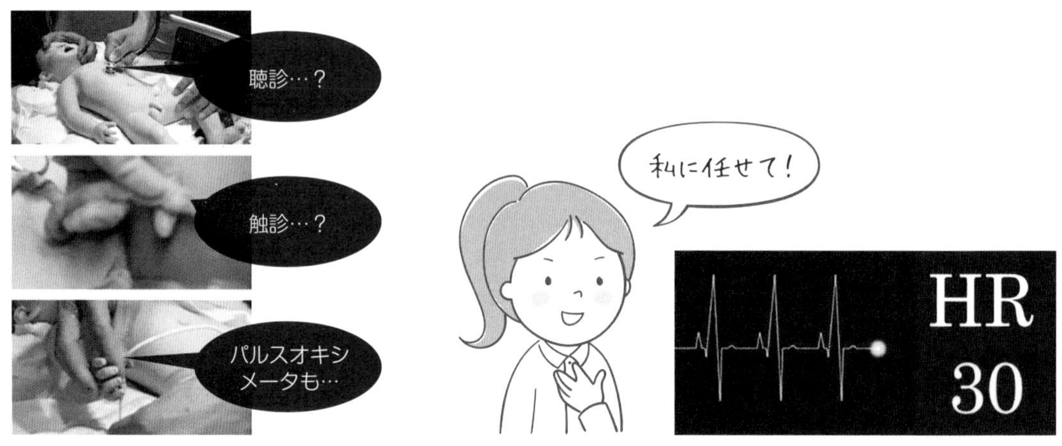

ただそんな心電図にも注意点があります．成人の救急では常識ですが，新生児蘇生においても心電図が広く普及してから，PEAの重要性が認識されるようになりました．PEA（Pulseless Electrical Activity：無脈性電気活動）とは，心筋に電気的刺激は流れているがまったく有効な心拍出にはつながっていない状況を指します．有効な心拍出量がないわけですから，心停止と同じ対応，つまり胸骨圧迫が必要です．

重症仮死の赤ちゃんを，心電図を使用しながら蘇生し，特に胸骨圧迫を中止するかどうかの判断をする際，心電図の示す心拍数が毎分60回以上だからという理由だけで中止してはいけません．心電図の示す心拍数と同じリズムで「心拍を聴診できる」，「触診できる」，「パルスオキシメータが表示される」，いずれかを確認しなければいけません．

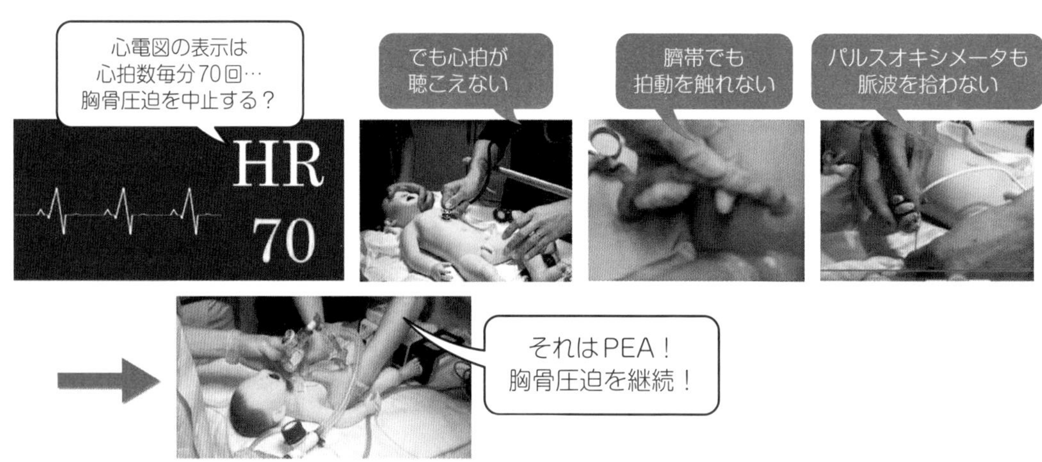

重症仮死のときこそCO_2センサーが活躍します

CO_2センサーは出生直後の赤ちゃんの肺が空気で置き換わったことや，その後の換気が適切に行われ続けていることを示すモニターとしてとても優秀です．しかし心機能が著しく低下しており，肺血流がほとんどない状況では，例え人工呼吸が成功していても呼気中に二酸化炭素は検出されないことがあります．

このような状況においても，適切な手技で胸骨圧迫が行われ，ある程度の肺血流が得られるようになれば，理論上は呼気中に二酸化炭素が検出されるようになります．実際に成人の蘇生ガイドラインにおいては，胸骨圧迫が有効に行われていることの指標として，呼気中に二酸化炭素を検出することが勧められています．

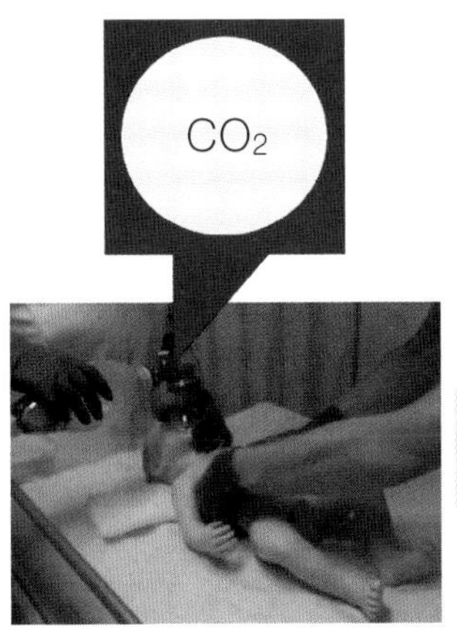
CO2

呼気中に二酸化炭素が検出されるということは…
① 気道が開通している．
② 肺水除去に成功し，ある程度の換気量がある．
③ 胸骨圧迫によってある程度の肺血流がある．

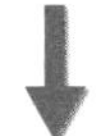

つまり今の蘇生が成功しているということ！
信じて人工呼吸＋胸骨圧迫を継続すればよい！

新生児蘇生においてCO_2センサーはなくてはならない器具です．気管挿管が成功していることを示す最も信頼度の高い指標になるだけではなく，出生直後の水浸しの肺が順調に空気で置き換わっていることを示してくれます．そして１呼吸１呼吸，人工呼吸が成功していることを示してくれます．さらに重症新生児仮死においては，胸骨圧迫によって肺血流が得られていることの指標になり，救命できる可能性を示してくれます．

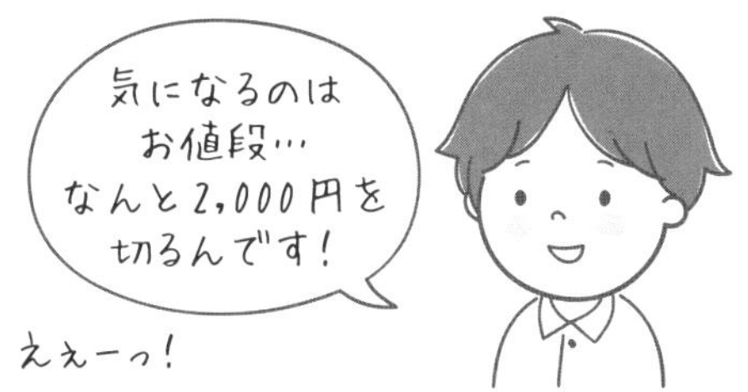
気になるのは
お値段…
なんと2,000円を
切るんです！
えぇーっ！

マルチな才能を発揮する塩津コーチ

1. 気管挿管の成功を示してくれる．
2. 出生後の肺の含気増加を教えてくれる．
3. 人工呼吸の成功を１呼吸ごとに示してくれる．
4. 胸骨圧迫を含めた蘇生成功を示してくれる．
5. 救命の可能性を示してくれる．

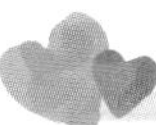

重症新生児仮死の蘇生においてこそ，施設の実力が問われます

滅多に起こらない重症仮死が発生したときにこそ，その施設の実力が問われます．実際に重症低酸素症の赤ちゃんが生まれてから，胸骨圧迫を開始するまでのステップは下の図に示すほどたくさんあります．これらを滞りなく進めて有効な蘇生をするためには，個人の知識や技術だけでなく，物品の準備，チーム力，すべてが揃うことが必要です．でも安心してください．提案その4まで読んで“蘇生”と“支援”の人工呼吸の重要性を理解し，素早く成功させる方法を知っている皆さんにとって，もう怖いものはありません．あとは経験あるのみです．

- □ 人手を集めて役割分担をする
  - □ 頭側に立ち呼吸管理を担当
  - □ 横に立ちモニター装着や胸骨圧迫を担当
  - □ 手技介助や記録を担当
- □ 物品を揃える
  - □ 保温，羊水清拭に必要な物品
  - □ 吸引（適切な太さのカテーテル，適切な圧設定）
  - □ 酸素
  - □「しっかり，ゆっくり」加圧できるように設定された蘇生バッグ
  - □ フェイスマスク
  - □ モニター：心電図．CO_2センサー，パルスオキシメータ
  - □ LM，気管挿管に必要な物品

↓ 赤ちゃん誕生！ 筋緊張低下！ 無呼吸！

- □ 初期処置：人工呼吸の必要性を判断する
  - □ 赤ちゃんの体位を整え，羊水を清拭し，3誘導心電図を装着する
  - □ 口鼻を素早く吸引する（無駄に反復しない）
  - □ 背中や足底を刺激して反応をみる

↓ 徐脈！ 無呼吸！

- □ **人工呼吸**
  - □ 最初の加圧は「しっかり，ゆっくり」
  - □ パルスオキシメータを右手に装着

↓

- □ **人工呼吸：成功していることを常に，全力で確認する**
  - □（心電図で）心拍数は上昇している？
  - □ CO_2センサーは反応している？
  - □ 胸郭は上昇している？

↔ 不成功！

- □ **人工呼吸の手技修正**
  - □ マスク密着を確認
  - □ 下顎挙上
  - □「しっかり，ゆっくり」加圧
  - □ 2人法
  - □ LMまたは気管挿管を行う

↓ 徐脈改善！ CO_2検出！ → 人工呼吸を継続する！

↓ 胸郭上昇を確認！ → **酸素を使用した人工呼吸＋胸骨圧迫（LM・気管挿管を考慮）**

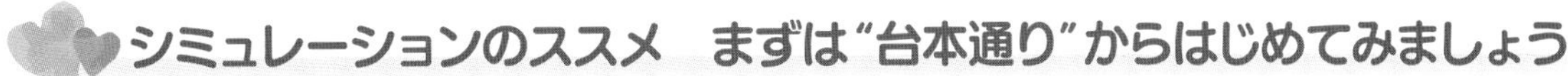

シミュレーションのススメ　まずは“台本通り”からはじめてみましょう

人工呼吸までで回復する症例は個人で対応できますが，重症新生児仮死の蘇生はチーム力の向上が必須です．実際に症例を経験して，後悔が残ることがあるかもしれません．でもその後悔は取り返しのつかない結果につながるかもしれません．普段滅多に経験することのない蘇生を，誰にも迷惑をかけることなく，施設のスタッフ全員が，納得のいくまで繰り返し実習できるのがシミュレーションです．とにかく，まずはやってみましょう．“台本通りに3分間演じる”ことから始めてみませんか？

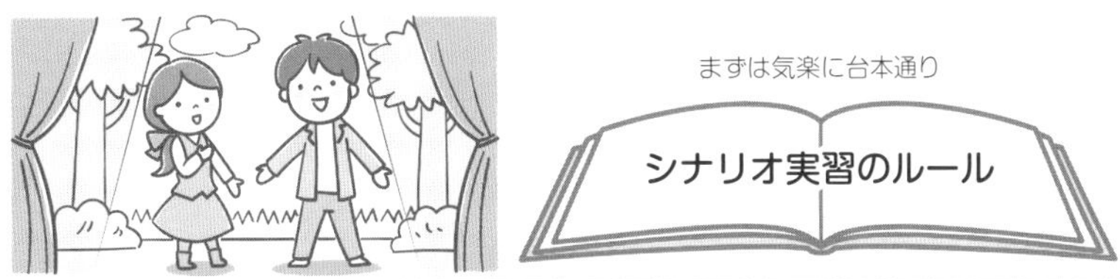
まずは気楽に台本通り
シナリオ実習のルール

① 普段蘇生をする場所で，普段使用している器具を使ってください．
② 3分間はタイマーを使って実際に計測してください．
③ 手技は声に出すだけでなく，実際の赤ちゃんに行うように実施してください．

●蘇生人形1体あれば高度な実習ができる

有効な人工呼吸ができれば胸郭上昇が確認でき，実際の赤ちゃんに対する場合と同じように胸骨圧迫ができる人形が1体あれば高度な実習は可能です．気管挿管やLM挿入の実習も実物と同様にできれば文句なしです．もちろん吸引カテーテル，マスクと蘇生バッグ，モニター器具などは，普段使用しているものをそのまま使ってください．正常に作動する器具が揃っていること，器具の場所と使い方を全員が知っていることを確認できます．

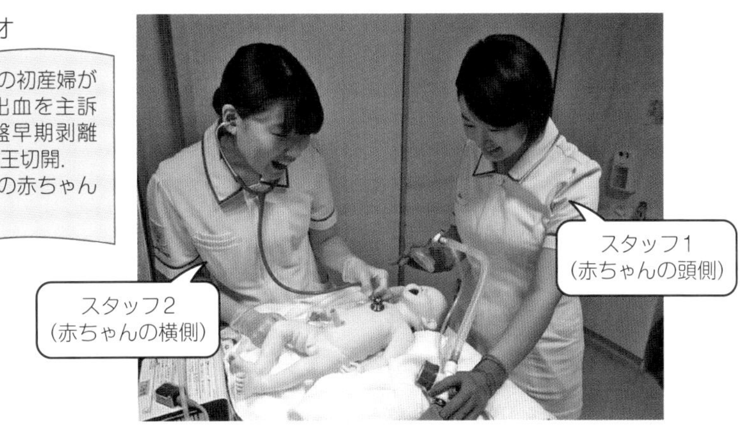

30歳，妊娠38週の初産婦が下腹部痛と性器出血を主訴に来院．常位胎盤早期剥離と診断され緊急帝王切開．推定3,000 gの男の赤ちゃんが出生しました．

時間の目安	スタッフ1（赤ちゃんの頭側）	スタッフ2（赤ちゃんの横側）
	物品準備，役割分担，感染防御について直前確認	
0：00	「筋緊張低下，呼吸もありません」 **Ⓐ 赤ちゃんの頭の位置を整える** **Ⓐ 口，鼻の順番に素早く吸引する**	**Ⓐ 羊水を拭き取る** **Ⓐ 背中や足底を刺激して呼吸を促す**
0：30	「無呼吸なので人工呼吸を開始します」 **Ⓐ しっかり，ゆっくり加圧する** **Ⓐ 徐々に速く，圧を下げて換気する**	「（聴診）…心拍数は30くらいです」 **Ⓐ パルスオキシメータを右手に巻く** 「胸は上がっています」
1：00	「酸素濃度上げて胸骨圧迫を開始してください」	「（聴診）…心拍数は30くらいです」 **Ⓐ 酸素濃度を上げる** 「胸骨圧迫を開始します」
	Ⓐ 声をかけ合いながら，胸骨圧迫と酸素を使用した人工呼吸を3：1で実施	
1：30		「（聴診）…心拍数は30くらいです」
	Ⓐ 声をかけ合いながら，胸骨圧迫と酸素を使用した人工呼吸を3：1で実施	
2：00	「胸骨圧迫中止，人工呼吸を続けます」 **Ⓐ 毎分40～60回で人工呼吸を継続**	「（聴診）…心拍数は80くらいです」 「胸は上がっています」
2：30	「無呼吸なので人工呼吸を続けます」 **Ⓐ 毎分40～60回で人工呼吸を継続**	「（聴診）…心拍数は140くらいです」 「パルスオキシメータも140です」 **Ⓐ 酸素濃度を下げる**
3：00	「人工呼吸を中止します」	

とてもシンプルな台本ですが，実際の臨床で遭遇すると大変な状況です．シンプルな中にも，「人工呼吸が必要ならば速やかに開始する」，「人工呼吸の成功を全員で，全力で確認し，成功を目指す」，「人工呼吸が成功しても回復しなければ胸骨圧迫を開始する」というエッセンスが凝縮されています．

シナリオ実習において最も重要なことは，適切なタイミングで適切に行動することであって，セリフはおまけです．だからⒶ（アクション）の部分は実際の赤ちゃんに行うのと同様に，本気でやってください．

タイマーを動かしてください．最初はこの時間の目安通りに進めなくても次第に慣れてくると思います．このスピード感が，本番でも大事になります．

シナリオ終了後はすぐに台本を振り返って，お互いに「きちんとできたこと」や「改善点」について話し合ってみてください．シナリオの様子を動画で撮影しておくと，ディスカッションが盛り上がるでしょう．

何度でも，納得がいくまでできることがシナリオ実習のメリットです．「今日の勤務は早く終わりそうだし，1回蘇生の練習をしてから帰る？」という気軽な感覚で結構です．重症新生児仮死の流れを，体が覚えてしまうまで繰り返しましょう．

同じシナリオでも，本書でオススメしている心電図，CO_2センサー，そしてラリンゲアルマスク（LM）がある場合の台本を次ページに示します．

時間の目安	スタッフ1（赤ちゃんの頭側）	スタッフ2（赤ちゃんの横側）
	物品準備，役割分担，感染防御について直前確認	
0：00	「筋緊張低下，呼吸もありません」 Ⓐ 赤ちゃんの頭の位置を整える Ⓐ 口，鼻の順に素早く吸引する	Ⓐ 羊水を拭き取る Ⓐ 心電図を装着する Ⓐ 背中や足底を刺激して呼吸を促す
0：30	「無呼吸なので人工呼吸を開始します」 Ⓐ しっかり，ゆっくり加圧する Ⓐ 徐々に速く，圧を下げて換気する 「CO_2 検出されません」	「（聴診）…心拍はわかりません」 「心電図は毎分30回と出ています」 Ⓐ パルスオキシメータを右手に巻く 「胸は上がっています」
1：00	「ラリンゲアルマスクを挿入します」 Ⓐ LMを挿入する 「CO_2 は検出されませんが，胸は上がっています」 「酸素濃度上げて胸骨圧迫を開始してください」	「（聴診）…心拍はわかりません」 「心電図は毎分30回と出ています」 Ⓐ 酸素濃度を上げる 「胸骨圧迫を開始します」
	Ⓐ 声をかけ合いながら，胸骨圧迫と酸素を使用した人工呼吸を3：1で実施	
1：30	「CO_2 検出されています」	「（聴診）…心拍はわかりません」 「心電図は毎分30回と出ています」
	Ⓐ 声をかけ合いながら，胸骨圧迫と酸素を使用した人工呼吸を3：1で実施	
2：00	「CO_2 検出されています」 「胸骨圧迫中止，人工呼吸を続けます」 Ⓐ 毎分40～60回で人工呼吸を継続	「心電図は毎分80回と出ています」 「（聴診）…聴診でも80くらいです」 「胸骨圧迫を中止します」 「胸は上がっています」
2：30	「無呼吸なので人工呼吸を続けます」 Ⓐ 毎分40～60回で人工呼吸を継続	「心電図は毎分140回と出ています」 「（聴診）…聴診でも140くらいです」 「パルスオキシメータも140です」 Ⓐ 酸素濃度を下げる
3：00	「人工呼吸を中止します」 「嘔吐に注意してLMを抜去します」	

実際には毎分30回の心拍数を聴診で評価することは難しいでしょう．心電図を使えば蘇生に対する反応も含めてリアルタイムに評価できるようになります．胸骨圧迫を中止する場合は，心電図の数値以外に聴診でも評価をして，PEAではないことを確認しています．

CO_2 センサーは「有効な換気」と「ある程度の肺血流」の両方が揃ってはじめて検出されます．胸は上がっていても，LMが適切に挿入された後にも CO_2 が検出されないということは，胸骨圧迫が必要であることを示しています．

胸骨圧迫に進む前には，このように気管挿管またはLMを使用してほしいです．特にLMは10秒ほどで挿入できるでしょう．そしてそこから先の換気がずっと確実になります．

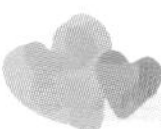「進行係」が加わるだけで高度なシミュレーション実習に

台本通りに演じる実習に「進行係」が加わるだけで高度なシミュレーションになります．進行係は赤ちゃんの状態を提示しながら，実習者が適切に手技を行っているかどうかを評価します．

シナリオ自体はシンプルであり，提示する赤ちゃんの状態は2〜3種類しか必要ありません．例えば先ほど提示した重症新生児仮死のシナリオでは，生まれた直後の最も悪い状態（状態①）と，適切な蘇生を行うことによって段階的に改善する状態を2つ（状態②，状態③）設定します．

	心拍数			パルスオキシメータ	呼吸	CO_2センサー	追加情報
	心電図	聴診	触診				
状態①	30	聴こえない	触れない	拾わない	なし		全身真っ白 ぐったり，無反応
有効な人工呼吸30秒						無反応	
＋胸骨圧迫60秒						黄染	
状態②	80	微かに聴こえる	弱く触れる	80% 80/分	なし		色がよくなってきた 少し体動が出てきた
有効な人工呼吸30秒	徐々に上昇			徐々に上昇		黄染	
状態③	140	よく聴こえる	強く触れる	95% 140/分	規則的		安定した呼吸 四肢を動かしている

状態①から状態②に進む条件は，「胸郭が上昇する人工呼吸を約30秒間実施」し，さらに「酸素を使用した人工呼吸と胸骨圧迫を約60秒実施」することです．そして「胸郭が上昇する人工呼吸を約30秒間実施」した後に，状態②から状態③に進みます．

最も重要なのは人工呼吸を開始して，その有効性を確認して，胸骨圧迫を適切な手技で開始するまでです．それまでに提示する情報は「心電図こそ毎分30回だが，心拍は聞こえない，触れない，呼吸もない，パルスオキシメータも拾わない」ことの繰り返しです．

●ある程度の緊張感はあったほうがよい

実際の重症新生児仮死の蘇生は相当な修羅場です．頭が真っ白になりそうな感覚を抑えながら評価・行動を進めてゆく過程は，落ち着いた雰囲気で行うものとは違うかもしれません．スポーツ選手は試合の緊張感を克服できるように，練習の段階からプレッシャーをかけて取り組むでしょう．かくいう私も心配性であり，蘇生実習ではプレッシャーを感じる雰囲気づくりを重視しています．私語を慎み，進行係は必要な情報しか提示せず（知識を問う質問はしない），時々「全身真っ白です」，「ぐったり」，「刺激にも無反応です！」と追加すると緊張感が出るでしょう．

●うまくできないことを発見するための実習

テストで100点を取っても新しい学びはありません．70点を取って，その後足らなかった30点分を確実に消化できるほうが，よほど大きな学びになります．うまくできないことを非難するのではなく，むしろ「本番に遭遇する前に学びの機会があってよかった」と前向きに考えましょう．

●フィードバックする情報は3つだけ

実習が終わってから「チェックシート」を使えば，うまくできたこと，うまくできなかったこと，忘れていたことなど，実習したスタッフ自らが振り返り，確認することができます．ただしシナリオ中，進行係は3つの情報だけは記録しておいて，終了後にフィードバックしてください．

① 人工呼吸を開始した時間
② 人工呼吸成功を確認できた時間（確認をしていなければダメです！）
③ 胸骨圧迫を開始した時間

出生時にタイマーを開始して，この3つの時間を後で伝えてください．

チェックシートの内容以外にも，気づいた点があればそれを指摘しましょう．

●高度なシミュレーション実習では自由度が高い

気管挿管や薬物投与など，進行表にない行動があっても構いません．あくまでも「有効な人工呼吸と胸骨圧迫60秒」が達成されることが目標ですから，バッグ・マスク換気でも気管挿管換気でも，胸郭上昇が確認できれば結構です．気管挿管に思いのほか時間がかかってしまった場合，「バッグ・マスクで胸郭は上昇していたし，何分もかけて気管挿管に拘る必要はなかったのでは？」など，その適応についてディスカッションできます．

もしかすると緊張のあまりフリーズして，まったくシナリオが進まないかもしれません．その場合はタイマーをいったん止めて，落ち着いて人工呼吸の適応を確認し，その手技までを成功させましょう．その次に胸骨圧迫に進む条件を確認し，その手技まで成功させましょう．そこまで自信をもつことができれば，再びタイマーを開始してシナリオを流してみましょう．

何事も真似をすることから習得できるようになります．まずはシナリオ（台本）通りに“演じて”みましょう．それから少しずつ台本なしでも実践できるように，そして進行係がいて，「成功が保証されていない」シミュレーション実習を繰り返してみてください．

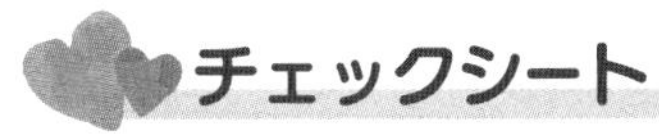

チェックシート

振り返り1．出生前の準備・ブリーティング（作戦会議）・チームワーク（13項目）

● 重症仮死を想定し，各蘇生ステップにおける役割分担が明確に決まっていた．

□ 2人以上いるならば，A：赤ちゃんの頭側に立つ人　BC：赤ちゃんの横側に立つ人

初期処置

A）鼻口腔吸引，体位保持

BC）羊水清拭，心電図装着，パルスオキシメータ装着，呼吸を刺激

人工呼吸

A）バッグ・マスク換気

BC）聴診，指示に従って酸素濃度や流量を調節

人工呼吸の手技修正

A）2人法（マスク密着と下顎挙上），LMまたは気管挿管

BC）2人法（バッグ加圧），挿管介助（チューブ渡し，蘇生バッグ接続，聴診，固定）

胸骨圧迫～薬物投与

A）人工呼吸

B）胸骨圧迫　C）酸素濃度調節，薬物準備，静脈路確保

● 必要な物品が揃っており，動作確認が済んでいた．

初期処置

□ 適切な太さの吸引カテーテル，100 mmHg以下に設定された吸引圧

□ 肩枕，温められたリネン，特別な配慮が必要な場合はその準備（室温，ラップ）

□ モニター：3誘導心電図，新生児用パルスオキシメータプローブ，聴診器

人工呼吸

□ 20～30 cmH_2O以上で1回1秒かけて，繰り返し加圧できることを確認※　**最重要**

※流量膨張式バッグならばマスクを塞いだときのバッグの膨らみ方を覚えておく．

□ 赤ちゃんの推定体重に合わせたマスク

人工呼吸の手技修正・高度蘇生

□ ラリンゲアルマスク（カフ付きであればシリンジ，舌圧子，潤滑剤）

□ 気管挿管に必要な物品：喉頭鏡，適切なサイズのチューブ，固定用テープ

□ 薬物投与，静脈路確保のために必要な物品

● シナリオ中のチームワークに関連する以下の項目について実践できた．

□ リーダーは明確に指示を出し，メンバーはそれを了解・遂行したことを伝えた．

□ 役割が1人に集中せず，チームメンバーが効果的に活動していた．

□ 蘇生のゴールを常に意識，今実践するべき行動と次の目標が把握できていた．

□ 不適切な治療をしていればそれを指摘できた．

振り返り2．人工呼吸の開始と評価，手技修正（16項目）

初期処置：人工呼吸の必要性を速やかに判断し，保温と気道開通の処置を実践できた．

□ 常に体位を整えるように努めた．

□ 口鼻を素早く吸引し，不要な吸引を延々と続けなかった．

□ 羊水を速やかに拭き取った．

□ 必要に応じて心電図を装着した．

□ 呼吸を促すための刺激をした．

□ 心電図波形と聴診によって心拍数を評価した．

□ 呼吸と心拍数の条件から，人工呼吸開始を決定できた．

人工呼吸：速やかに人工呼吸を開始し有効性を評価．必要に応じて手技修正をした．

□（ 無呼吸 ・ あえぎ呼吸 ）（ 毎分　　回の徐脈 ）に対して，生後（　　）秒から人工呼吸を開始した．

□ パルスオキシメータを装着した．

□ 生後（　　）秒で，以下の徴候によって人工呼吸の成功を確認した．

（　）CO_2センサー検出

（　）心拍数の上昇

（　）加圧時の明らかな胸郭上昇

□ その後も人工呼吸が成功し続けていることを常に確認できた．

□ SpO_2の値に応じて酸素を使用した．

□ 人工呼吸が不成功の場合，以下のことを速やかに確認した．

（　）マスクの密着

（　）気道の開通（鼻口腔吸引，下顎挙上）

（　）「しっかり，ゆっくり」と加圧

□ 不成功であれば2人法に切り替え，人工呼吸の成功を確認した．

□ 不成功であればLMを挿入し，人工呼吸の成功を確認した．

□ 気管挿管を実施し，人工呼吸の成功を確認した．

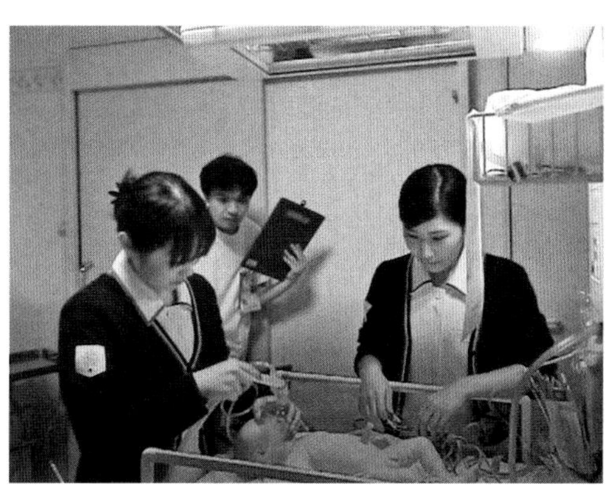

振り返り3．胸骨圧迫，さらに高度な蘇生（6＋11項目）

胸骨圧迫：人工呼吸だけでは回復困難な心機能低下と判断し，適切な手技で開始した．

- □（ 毎分 回の徐脈 ）（ 心停止 ）であり，生後（ ）秒から胸骨圧迫を開始した．
- □ 酸素を使用した．すでに使用していれば濃度を上げた．
- □ 適切な圧迫部位，圧迫の深さ，圧迫の速さで胸骨圧迫を行った．
- □ 胸骨圧迫開始後も人工呼吸中に胸郭が上昇していることを確認した．
- □ CO_2センサー検出を確認した．
- □ 心電図を使用する場合，60/分以上と表示されていても，聴診や触診も追加してPEAではないことを確認した．

※ここから先はオプションです．施設のレベルや状況によって追加してください．

気管挿管

- □ 気管挿管の目的が明確だった．
  - （ ）人工呼吸の成功が確認できない．
  - （ ）胸骨圧迫まで必要（次の薬物投与の経路を確保する）
  - （ ）その他：

〈気管挿管の介助〉

- □ 吸引カテーテルや気管チューブを素早く，適切な位置に手渡した．
- □ チューブとCO_2センサーを挟んで蘇生バッグを接続した．
- □ 位置確認後にチューブを固定した．
- □ チューブの位置確認を行った．
  - （ ）両胸の聴診
  - （ ）呼気時のチューブ内腔の曇りを確認
  - （ ）加圧時の胸郭上昇を確認
  - （ ）上腹部が膨隆しないことを確認
  - （ ）CO_2センサーの黄染を確認
  - （ ）挿管状態のまま喉頭展開し，チューブが声帯間を通っていることを確認

薬物投与

- □ 10倍希釈アドレナリンを素早く準備した．
- □ アドレナリン気管内投与を正しく実施できた（0.5～1 mg/kg）．
- □ 静脈路を素早く確保できた．
- □ アドレナリン静脈内投与を正しく実施できた（0.1～0.3 mg/kg＋生理食塩水フラッシュ）．
- □ 失血が疑われる状況で生理食塩水を正しく静注できた．
- □ アシドーシスが確認された後にメイロンを正しく静注できた．

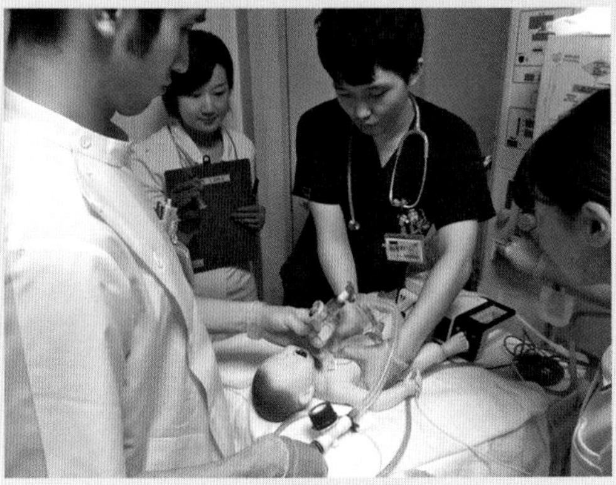

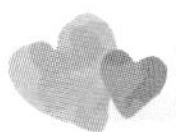

遠隔シナリオ演習とtelemedicine（遠隔診療支援）

ここで紹介したような，高度なシミュレーション実習を，遠隔通信を使用して実施できます．各施設においてシナリオ実習を行う際，経験豊富なインストラクターが遠隔地から赤ちゃんの情報を提示しながら，手技を観察します．

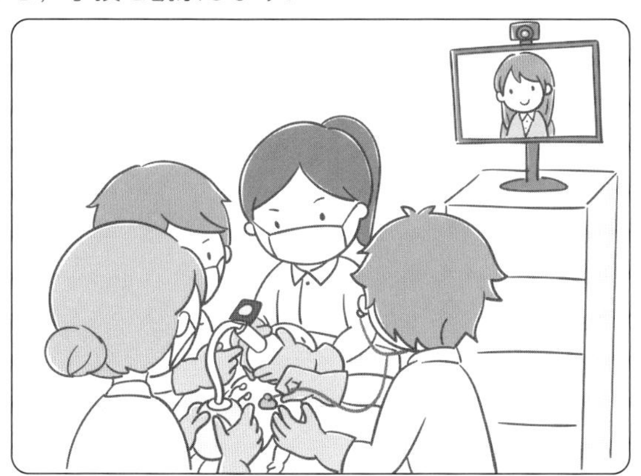

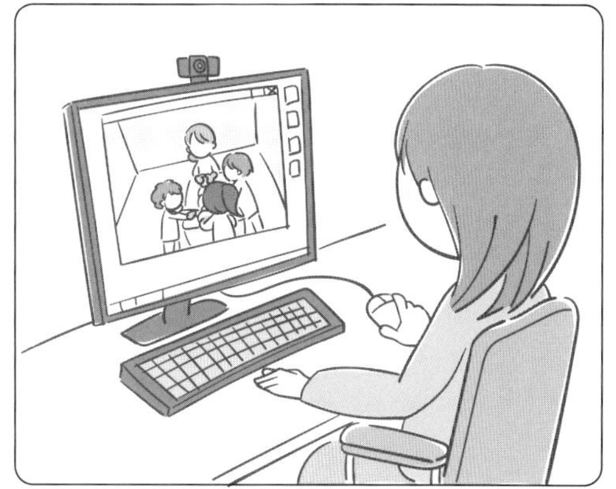

遠隔シナリオ演習ができるのであれば，いざという場面での遠隔診療支援も可能なはずであり，私は以前からその実現を夢見てきました．講習会でシナリオ実習をすると，皆さん適切に判断・行動することができます．しかし，緊迫した実際の臨床においても同じように立ち振る舞えるかというと，なかなかそうはいきません．講習会と同じように，そばにインストラクターがいればそうでしょうか？ 冷静に判断をして，適切な蘇生を行うことができるのではないでしょうか？ 通信システムを使用した遠隔地の診療支援についてはtelemedicineとしてその有用性が報告されています．

遠隔地からでも赤ちゃんの状態を正確に把握するために，CO_2センサーと心電図が役に立つのです．そしていくら状況を把握できても，手技ができなければ，離れたところにいる赤ちゃんを助けることはできません．そこでLMが役に立つのです．この3種の神器を普及させて，どこで重症新生児仮死が発生しても，適切な蘇生を受けることができるようになる．そんな未来を夢見ています．

著者略歴

水本　洋

公益財団法人田附興風会医学研究所北野病院小児科 未熟児新生児部門部長

1999 年 京都大学医学部 卒業，京都大学小児科 研修医，2000 年 北野病院小児科 医員，2004 年 東京女子医科大学 NICU 助教，2006 年 京都大学小児科 医員，2008 年 北野病院小児科 副部長，2015 年より現職．新生児蘇生法普及事業小委員会委員，日本周産期新生児医学会 B（小児科）領域評議員

もっとよくなるはず！ 新生児蘇生５つの提案

2021 年 7 月 15 日　1 版 1 刷　©2021

著　者

水本　洋（みずもと　ひろし）

発行者

株式会社 南山堂　代表者 鈴木幹太

〒113-0034　東京都文京区湯島 4-1-11

TEL 代表 03-5689-7850　www.nanzando.com

ISBN 978-4-525-23591-8